# Anaesthesiology and Resuscitation
# Anaesthesiologie und Wiederbelebung
# Anesthésiologie et Réanimation

## 70

Editors

Prof. Dr. R. Frey, Mainz · Dr. F. Kern, St. Gallen
Prof. Dr. O. Mayrhofer, Wien

Managing Editor: Prof. Dr. M. Halmágyi, Mainz

M. Göthert

# Die Sekretionsleistung des Nebennierenmarks unter dem Einfluß von Narkotica und Muskelrelaxantien

Mit 34 Abbildungen

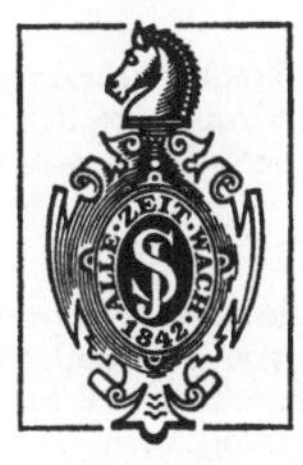

Springer-Verlag Berlin Heidelberg New York 1972

Priv.-Doz. Dr. med. M. Göthert

Pharmakologisches Institut der Universität Hamburg

ISBN-13: 978-3-540-06058-1     e-ISBN-13: 978-3-642-65499-2

DOI: 10.1007/978-3-642-65499-2

# Vorwort

Das sympathoadrenale System kann bei Anwendung bestimmter Anaesthesieverfahren zur Stabilisierung des Kreislaufs beitragen, bei Applikation anderer Narkotica ist dieses System jedoch an der Entstehung von Störungen der Kreislauffunktion beteiligt. Obwohl diese Beziehungen zwischen der Kreislauffunktion und dem sympathischen Abschnitt des vegetativen Nervensystems allgemein anerkannt werden, sind die Kenntnisse über die Beeinflussung der Katecholaminfreisetzung aus den sympathischen Nervenendigungen und den Nebennieren durch Narkotica bisher noch keineswegs befriedigend.

In der vorliegenden Arbeit wird – unter bewußter Beschränkung auf die Katecholaminsekretion aus dem Nebennierenmark – versucht, durch Gegenüberstellung der charakteristischen Einflüsse einer größeren Zahl von Narkotica und einiger Muskelrelaxantien auf die Katecholaminsekretion einen möglichst umfassenden Überblick über dieses Thema zu vermitteln. Diese Zusammenstellung basiert zum größten Teil auf eigenen experimentellen Untersuchungen. Der Vergleich von Versuchsergebnissen, die in vivo gewonnen wurden und solchen, die an isolierten Nebennieren erhoben wurden, ermöglicht eine Deutung der unterschiedlichen Einflüsse der Narkotica auf die Sekretionsleistung des Nebennierenmarks.

Fräulein GISELA THIELECKE bin ich für ihre sorgfältige technische Mitarbeit zu großem Dank verpflichtet.

September 1972                                                MANFRED GÖTHERT

# Inhaltsverzeichnis

# Einleitung

Die einzelnen Narkotica üben sehr unterschiedliche Einflüsse auf die Herzdynamik und -frequenz sowie das periphere Gefäßsystem aus. Zur Klärung dieser Unterschiede werden außer direkten Effekten auf die Kreislauforgane vor allem auch Wirkungen auf das vegetative Nervensystem diskutiert, die indirekt die Kreislauffunktion beeinflussen können. In diesem Sinne lassen sich zahlreiche Phänomene über eine Stimulierung oder Hemmung des sympathischen Nervensystems und des Nebennierenmarks erklären.

So konnten McAllister u. Root (1941) nachweisen, daß dem sympathoadrenalen System während Äthernarkose eine wesentliche Rolle bei der Aufrechterhaltung des Blutdrucks zukommt. Bei sympathektomierten Hunden geht die Ätherzufuhr mit einem abrupten Abfall des Blutdrucks auf Werte zwischen 40 und 70 mmHg einher, und auch während des Toleranzstadiums der Narkose bleiben die Blutdruckwerte erniedrigt. Bei normalen Hunden jedoch ist die Einleitung der Narkose von einem Anstieg des Blutdrucks begleitet. Bei diesen Tieren lassen sich während des Toleranzstadiums nur unbedeutend erniedrigte Blutdruckwerte messen.

Die Bedeutung der Katecholaminfreisetzung speziell aus den Nebennieren für die Kreislauffunktion während Äthernarkose konnten Brewster *et al.* (1953) in einer einfachen Versuchsanordnung demonstrieren. Bei adrenalektomierten Hunden beobachteten sie während Äthernarkose ein Absinken des Herzminutenvolumens, bei nicht voroperierten Tieren jedoch einen Anstieg.

Auch Messungen der Contractionskraft des Herzens in Abhängigkeit von der Blutkonzentration der Narkotica, die in unserer Arbeitsgruppe durchgeführt wurden (Benthe *et al.*, 1972), lassen für Äther die Schlußfolgerung zu, daß endogene Katecholamine dem direkt depressiven Effekt dieses Narkoticums am Herzen entgegenwirken. Bei Urethan-Chloralose narkotisierten Katzen wurde die Contractionskraft des Herzens mit Hilfe eines auf den linken Ventrikel aufgenähten Dehnungsmeßstreifens gemessen. Die elektrische Registrierung der Verformung des Dehnungsmeßstreifens erfolgte über eine Philips Meßbrücke PT 1200 mit einem Schwarzer Mehrkanalschreiber. Bei Eichung des Meßsystems ergab sich eine lineare Beziehung zwischen der Belastung des Dehnungsmeßstreifens mit Gewichten von 0–60 g und der Schreiberamplitude. Als Maß für die Contractionskraft des Herzens wurde die maximale Anstiegsgeschwindigkeit der isometrischen Verformungskraft ($dg/dt$, Einheit: g/sec) gewählt, die der maximalen Druckanstiegsgeschwindigkeit ($dp/dt$) proportional ist. Die

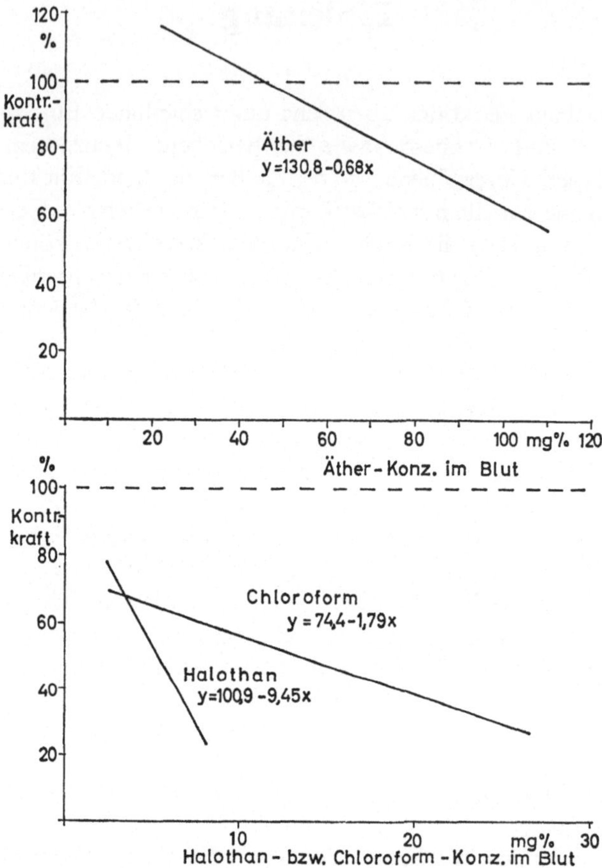


Abb. 1. Abhängigkeit der Contractionskraft des Herzens (in Prozent des Ausgangswertes) von der Konzentration der Narkotica im Blut. Messung von $dg/dt$ bei Katzen. Eingezeichnet sind die berechneten Regressionslinien für die Änderung der Contractionskraft im linearen Teil der Dosis-Wirkungs-Beziehung. Äther: $n = 5$; Chloroform: $n = 9$; Halothan: $n = 9$

Blutkonzentration der geprüften Narkotica Äther, Chloroform und Halothan wurde gaschromatographisch gemessen.

Bei Korrelation der Contractionskraft des Herzens zur Blutkonzentration der Narkotica zeigt Äther im Vergleich zu den beiden halogenierten

Kohlenwasserstoffen ein anderes Verhalten (Abb. 1). Während die negativ inotrope Wirkung von Halothan und Chloroform schon in frühen Narkosestadien bei Anwesenheit sehr geringer Narkoticakonzentrationen beginnt, läßt sich für niedrige Ätherkonzentrationen sogar ein positiv inotroper Effekt nachweisen. Erst bei Ätherkonzentrationen über 45 mg% gewinnt die direkte negativ inotrope Wirkung dieses Narkoticums das Übergewicht.

Offensichtlich kann die Contractionskraft des Herzens unter Äther bis zu den genannten Blutkonzentrationen trotz der negativ inotropen Eigenwirkung dieses Narkoticums zumindest aufrechterhalten werden. Dieser Befund läßt gerade auch im Hinblick auf die in der Literatur angeführten Ergebnisse die Interpretation zu, daß es unter Äthernarkose zu einer gesteigerten sympathoadrenalen Aktivität kommt. Dafür sprechen auch Messungen der Katecholaminkonzentrationen im Blut, bei denen sich erhöhte Werte nachweisen ließen (WATTS, 1955; HUME, 1958; HARDY et al., 1959; PRICE et al., 1959; HAMELBERG et al., 1960; ANTON et al., 1964). Direkte Analysen der Katecholaminkonzentrationen in Herz und Nebennieren zum gleichen Zeitpunkt wurden jedoch bisher noch nicht vorgenommen.

Während die unter Äthernarkose beobachteten hämodynamischen Veränderungen auf eine gesteigerte Katecholaminfreisetzung aus den Nebennieren hinweisen, können bei anderen Narkoseverfahren Kreislaufveränderungen registriert werden, die eher auf eine Hemmung der Katecholaminsekretion schließen lassen. So beobachtet man unter Chloroform-, Halothan- oder Methoxyfluran-Narkose, aber auch bei Einwirkung des Ultrakurznarkoticums Epontol, ein teilweise stark ausgeprägtes Absinken des Blutdrucks und der Contractionskraft des Herzens. Diese Effekte könnten zwar ausschließlich auf direkten Einflüssen der betreffenden Narkotica beruhen, doch läßt sich eine verminderte Aktivität des sympathischen Nervensystems nicht ohne weiteres ausschließen. In der Tat konnte für Chloroform und Halothan eine verminderte sympathische Aktivität aufgrund einer Ganglienblockade wahrscheinlich gemacht werden (LARRABEE, 1952; RAVENTOS, 1956; PRICE u. PRICE, 1966). LI et al. (1968) registrierten während Methoxyfluran-Narkose eine verminderte Katecholaminkonzentration im Nebennieren-Venenblut, ohne eine befriedigende Erklärung dafür geben zu können.

Da die bisher gewonnenen Ergebnisse jedoch noch keineswegs eine einheitliche Interpretation zulassen, sind weitere experimentelle Untersuchungen erforderlich, die direkte biochemische Analysen von Adrenalin und Noradrenalin in den Kreislauforganen und den Nebennieren einschließen müssen.

Die Notwendigkeit weiterer Untersuchungen wird auch daraus ersichtlich, daß sich andere Befunde unter diesen Dampfnarkotica eher über eine gesteigerte sympathische Aktivität erklären lassen. So beobachtet man während Chloroform-, Halothan- und Methoxyfluran-Narkosen relativ häufig kardiale Arrhythmien (PRICE, 1966; KATZ u. EPSTEIN, 1968; KATZ u. BIGGER, 1970), zu deren Entstehung vermehrt freigesetzte endogene Katecholamine durchaus beitragen können (LIST, 1966). Dafür spricht auch, daß bei Einwirkungen halogenhaltiger Inhalationsnarkotica bereits durch Injektion erheblich niedrigerer Katecholamindosen Arrhythmien hervorgerufen werden, als wenn Katecholamine allein appliziert würden. Die für die Auslösung von Arrhythmien erforderlichen Dosen können durch solche Narkosen bis auf ein Zehntel reduziert werden (KATZ u. BIGGER 1970). Ein sensibilisierender Effekt gegenüber Katecholaminen wird beispielsweise durch die oben genannten Narkotica Halothan, Chloroform und Methoxyfluran ausgelöst, während er für Äthernarkosen nicht nachweisbar ist (PRICE, 1966).

In Anbetracht der widersprüchlich interpretierbaren Kreislaufphänomene und der bisher fast ausschließlich auf die Blutkonzentrationen beschränkten Messungen der Katecholamine erscheint es dringend notwendig zu klären, ob das sympathoadrenale System an der Entstehung der beschriebenen Störungen der Herz- und Kreislauffunktion beteiligt ist. Außerdem ist es nicht möglich, aus den Blutkonzentrationen der Katecholamine mit ausreichender Sicherheit zu differenzieren, ob die beobachteten Funktionsänderungen vorwiegend die sympathischen Nerven oder die Nebennieren betreffen.

Unsere experimentellen Untersuchungen sollen daher vor allem zur Lösung des Problems beitragen, ob unter dem Einfluß verschiedener Narkoseverfahren die Katecholaminsekretion des Nebennierenmarks verändert wird. Der Schwerpunkt wird dabei auf die dampfförmigen Inhalationsnarkotica und die bei der Neuroleptanalgesie angewandten Pharmaka gelegt, weil diese Substanzen klinisch sehr gebräuchlich sind. Folgende Fragen sollen im einzelnen eingehend experimentell bearbeitet werden:

1. Direkte quantitative Analysen der Katecholaminkonzentrationen sollen klären, ob die verschiedenen Narkoseverfahren in vivo die Katecholaminkonzentrationen in den Nebennieren beeinflussen und ob eine gesteigerte Freisetzung aus den Nebennieren zu Änderungen der Katecholaminkonzentration im Herzen führt.

2. In Zusammenhang mit den erhobenen in vivo-Befunden läßt sich die Sekretionsleistung des Nebennierenmarks am besten an isolierten Nebennieren studieren, da unter diesen Bedingungen nervale und humorale Einflüsse ausgeschaltet sind. So soll geprüft werden, ob die Narkotica durch direkte Stimulierung eine gesteigerte Katecholaminfreisetzung auslösen.

3. Falls bestimmte Narkotica eine solche Wirkung besitzen, soll mit Hilfe von bekannten Hemmsubstanzen versucht werden, Hinweise auf den zugrunde liegenden Mechanismus zu gewinnen.

4. Da bekannte hämodynamische Effekte von Narkotica auf eine verminderte Sekretion der Nebennieren schließen lassen, ist zu prüfen, ob die Erregungsübertragung von den präganglionären Splanchnicusfasern auf die chromaffinen Zellen durch Narkotica blockiert wird.

# Methodik

## A. Versuchsanordnungen

### I. Narkosen bei Meerschweinchen und Ratten

Als Versuchstiere dienten männliche mischrassige Meerschweinchen mit 200–350 g Körpergewicht. Ergänzende Versuche wurden an 200–350 g schweren männlichen Wistar-Ratten vorgenommen, da es nicht gelang, adrenalektomierte Meerschweinchen über länger als 24 Std am Leben zu erhalten.

Die Inhalatationsnarkosen erfolgten bei Spontanatmung, dabei wurden verschiedene Applikationstechniken angewandt. Halothan wurde grundsätzlich mit Hilfe eines Dräger-Halothan-Verdampfers zugeführt, dabei befanden sich die Tiere in einem Exsikkator, der kontinuierlich mit dem gewünschten Halothan-Luftgemisch bei einer Geschwindigkeit von 3 l/min durchströmt wurde. Die Halothankonzentration im Blut wurde mit Hilfe eines Gaschromatographen gemessen. Der Halothanverdampfer liefert unabhängig von Druckschwankungen innerhalb eines Durchströmungsbereiches von 0,3–10 l/min zuverlässig die an der Einstellskala gewählte Halothan-Dampfkonzentration (HILL, 1964).

Chloroform und Äther wurden bei einem Teil der Versuche über eine Atemmaske zugeführt. Dabei wurden diese Narkotica so dosiert, daß die Aufrechterhaltung des Toleranzstadiums gewährleistet war. Bei diesen Narkosen wurden außerdem die Chloroform- bzw. Äther-Konzentrationen im Blut gaschromatographisch überwacht.

Um die Zufuhr genau definierter und konstanter Narkoticakonzentrationen über lange Zeit zu ermöglichen, wurde für die letzten Versuchsserien mit Äther und Chloroform und für die Methoxyfluran-Narkosen ein einfach aufgebauter Verdampfer eingesetzt.

Da ungesättigte Dämpfe den Gasgesetzen folgen, läßt sich mit Hilfe des Molvolumens der Gase ($V_0 = 22,4$ l) berechnen, welches Flüssigkeitsvolumen des betreffenden Narkoticums verdampft werden muß, um in einem bestimmten Luftvolumen eine bestimmte Narkoticumkonzentration einzustellen. Nach diesem Prinzip kann man durch Mischung geeigneter Luft- und Dampfvolumina jede beliebige Konzentration eines Dampfnarkoticums einstellen. Voraussetzung für das Funktionieren eines Verdampfers nach diesem Prinzip ist jedoch, daß bei Zumischung eines Dampfes zu einem strömenden Luftvolumen die vollständige Verdampfung des Narkoticums in der Zeiteinheit gewährleistet ist. Diese Voraussetzung wird erfüllt, wenn man eine Verdampfungstemperatur nahe dem Siedepunkt des Narkoticums wählt.

Im einzelnen besteht die Versuchsanordnung aus einer Membranpumpe, die ein stufenlos einstellbares Luftvolumen pro Zeiteinheit in einen Verdampfungszylinder fördert, der in einem thermostatisierten Wasserbad steht. Die Wasserbadtemperatur liegt für Äther und Chloroform bei 37 bzw. 63° C; bei Methoxyfluran-Narkosen wird die Temperatur des Wasserbades auf 95° C konstant gehalten. Durch eine zweite Öffnung wird ein dünner Plastikschlauch in den Verdampfungszylinder eingeführt, über den mit Hilfe einer Infusionspumpe konstante Mengen des jeweiligen Narkoticums in den Verdampfer eingeleitet werden.

Über eine dritte Öffnung schließlich strömt das Narkoticum-Luftgemisch aus dem Verdampfer in einen Exsikkator ein, der als Tierbehälter dient. Daraus wird das Narkoticum-Luftgemisch zur Überwachung des Strömungsvolumens durch eine Stromuhr geleitet und entweicht ins Freie.

Bei den Neuroleptanalgesien erhielten die Meerschweinchen Droperidol (3 mg/kg) und Fentanyl (0,05 mg/kg) i.m. injiziert. Darauf traten innerhalb 3–5 min Neurolepsie, Analgesie und Atemstillstand ein. Sofort nach Erreichen dieses Stadiums wurde die Trachea freigelegt und eine Trachealkanüle eingebunden, über die die Tiere bei einer Frequenz von 84/min und einem Atemzugvolumen von 0,6–1 ml beatmet wurden.

In der ersten Serie von Experimenten wurden Meerschweinchen bis zu 1 Std lang narkotisiert. Besonders eingehend wurde der zeitliche Verlauf der Katecholaminkonzentrationen in Nebennieren und Herz bei Äther-, Chloroform- und Halothan-Narkosen verfolgt. Der Einfluß der Methoxyfluran-Narkose auf die Katecholaminkonzentrationen wurde bei 30 min Narkosedauer geprüft, derjenige der Neuroleptanalgesie bei 60 min Dauer.

Um den Beitrag der Nebennieren-Katecholamine zur Aufrechterhaltung der Katecholaminkonzentration im Herzen beurteilen zu können, führten wir in einer zweiten Experimentalserie Versuche an beidseitig adrenalektomierten Ratten durch. Dabei wurden die Narkosen grundsätzlich 7 Tage nach der Adrenalektomie vorgenommen, wobei den Ratten für die Äther-Versuche täglich 250 $\mu$g Aldosteron/kg Körpergewicht (KG) subcutan injiziert wurde. Da sich jedoch herausstellte, daß die Substitution mit 250 $\mu$g oder 25 $\mu$g Aldosteron/kg KG keinen Einfluß hat auf die Katecholaminkonzentration im Vergleich zu Kontrollen, die statt Aldosteron eine 1% NaCl-Lösung ad libitum zu trinken bekamen, wurde für die anschließenden Halothan- und Chloroform-Versuche diese Anordnung gewählt.

Zur Klärung der Frage, ob die unter Äthernarkose beobachtete Steigerung der Katecholaminfreisetzung aus den Nebennieren nerval über die nervi splanchnici ausgelöst wird, führten wir in einer dritten Serie Versuche an Meerschweinchen nach Ganglienblockade mit Tetraäthylammonium (TEA) und mit Chlorisondamin (Ecolid) durch.

Zur Ausschaltung der Neusynthese von Katecholaminen verabreichten wir schließlich scheinoperierten und adrenalektomierten Ratten den Inhibitor der Tyrosinhydroxylase $\alpha$-Methyl-p-Tyrosin intramuskulär. Nach 15 min wurden die Ratten narkotisiert und die Katecholaminkonzentrationen nach 1 Std Narkosedauer bestimmt.

Die Tiere wurden durch Genickschlag getötet und sofort dekapitiert. Die ersten Blutstropfen wurden für die Bestimmung des Säure-Basen-Status mit heparinisierten Glaskapillaren aufgenommen. Die folgenden 3–4 cm³ Blut wurden für die gaschromatographische Doppelbestimmung der Narkotica in eiskalten heparinhaltigen Reagenzgläsern aufgefangen und sofort je 1,5 cm³ in geeichte Meßröhrchen umgefüllt. Nach Verschluß mit Parafilm wurden die Röhrchen bis zur Messung in Eis aufbewahrt. In Vorversuchen zeigte sich bei Vergleich dieser Entnahmetechnik mit Blutentnahmen aus der kanülierten Arteria carotis, daß sowohl die Werte des Säure-Basen-Haushaltes als auch die gaschromatographischen Bestimmungen weniger als 5% voneinander abwichen.

Nebennieren und Herz wurden möglichst schnell nach dem Tode entnommen und von Bindegewebe freipräpariert. Sofort anschließend wurden sie in eiskalter 0,4 $n$ Perchlorsäure mit Hilfe eines Ultraturrax oder in Mörsern mit Hilfe von Seesand p.a. homogenisiert. Nach ca. 25 min wurde 10 min lang bei 0° C mit 10000 g zentrifugiert, anschließend wurde noch zweimal nachextrahiert. Die vereinigten Extrakte wurden dann bei —17° C eingefroren und konnten ohne Ausbeuteverlust bis zu 4 Wochen aufbewahrt werden.

## II. Perfusionen von Rindernebennieren

Die Nebennieren wurden 15–30 min nach Schlachten der Rinder entnommen und noch auf dem Schlachthof mit eiskalter Locke-Lösung (Zusammensetzung s. u.) von der Vene aus durchspült. Anschließend wurden sie auf Eis gelegt und möglichst schnell ins Labor transportiert. In Anlehnung an HECHTER et al. (1953), HAAG et al. (1961) und GARRET et al. (1965) wurden die isolierten Nebennieren nach der retrograden Perfusionstechnik mit Locke-Lösung perfundiert, dabei wurde im einzelnen die Modifikation von KIRSHNER et al. (1967) angewandt. Die Nebennieren wurden zunächst sorgfältig aus dem umgebenden Fett- und Bindegewebe freipräpariert. Nach Kanülierung der Vene mit einem dünnen Polyäthylenschlauch und Anbringen zahlreicher ca. 0,5–1 mm tiefer Einschnitte an der Oberfläche wurden die Organe zunächst 45 min mit einer Geschwindigkeit von 4 ml/min vorperfundiert. Erst danach wurden die Organe an die eigentliche Perfusionsvorrichtung angeschlossen, und nach weiteren 10 min Vorperfusion begannen die Versuche bei einer Durchströmungsgeschwindigkeit von 2 ml/min. Die Experimente führten wir wie KIRSHNER *et al.* (1967) bei Zimmertemperatur durch.

Die Konstanz der Perfusionsgeschwindigkeit war durch Verwendung genau geeichter Infusionspumpen gewährleistet. Die Prüfsubstanzen wurden der Locke-Lösung in der gewünschten Konzentration zugesetzt und durch simultane Umschaltung von einer Infusionspumpe mit reiner Locke-Lösung auf eine zweite Infusionspumpe mit prüfsubstanzhaltiger Locke-Lösung, die über ein Y-Stück an das Perfusionssystem angeschlossen war, wurde die Applikation genau definierter Pharmakakonzentrationen ermöglicht. Die Versuche an den einzelnen Nebennieren erstreckten sich über einen Zeitraum von mindestens 56 min bis maximal 3 Std 45 min. Die Lokke-Lösung hatte folgende Zusammensetzung: 154 mMol NaCl; 5,6 mMol KCl; 2,2 mMol $CaCl_2$; 2,15 mMol $Na_2HPO_4$; 0,86 mMol $NaH_2PO_4$; 10 mMol Glucose.

Das Perfusat wurde mit Hilfe eines Fraktionssammlers jeweils in 4-ml-Portionen (entsprechend 2 min) aufgefangen. Die Reagenzgläser enthielten zur Eiweißfällung und Stabilisierung der Katecholamine 2 ml 1 *n* Perchlorsäure. Das perchlorsaure Perfusat konnte ohne Verlust an Ausbeute bis zu 24 Std lang im Kühlraum aufbewahrt werden. Spätestens nach dieser Zeit wurde in jeder Fraktion die Katecholaminkonzentration bestimmt.

Zur Überprüfung der Funktionsfähigkeit der Nebennieren und damit zur Ausschaltung der Möglichkeit falsch negativer oder positiver Effekte wurde jede Nebenniere vor oder nach Applikation der eigentlichen Prüfsubstanz mit Acetylcholin (ACh), dem physiologischen Stimulator der Katecholaminfreisetzung aus dem Nebennierenmark, perfundiert. Diese Maßnahme erwies sich deshalb als notwendig, da etwa $^1/_3$ aller Nebennieren nicht mehr auf die Standarddosis Acetylcholin von 10 $\mu$g/ml reagierten. Bei diesen Organen wurde der laufende Versuch sofort abgebrochen. Sämtliche angeführten Ergebnisse beziehen sich auf voll funktionsfähige Nebennieren, wobei als unteres Limit für die Funktionsfähigkeit eine Steigerung der Katecholaminfreisetzung durch ACh um mindestens 30% festgelegt wurde.

In der ersten Versuchsserie wurden die Narkotica darauf geprüft, ob sie einen direkt stimulierenden Effekt auf das Nebennierenmark ausüben können. Dabei wurde nach 6 min Perfusion mit Locke-Lösung für die Dauer von 8 min auf narkoticumhatige Locke-Lösung umgeschaltet. Nach Zwischenschaltung eines Intervalls von 17 min, in dem wiederum mit reiner Locke-Lösung durchströmt wurde, erfolgte dann die Überprüfung der Funktionsfähigkeit mittels 8 min langer Perfusion mit ACh (10 $\mu$g/ml). Anschließend wurde nochmals 17 min mit Locke-Lösung perfundiert. Für jede Substanz wurden insgesamt 5 Nebennieren durchströmt.

Bei positivem Ausfall dieser Stimulationsversuche mit Narkotica wurde an anderen Nebennieren eine Dosis-Wirkungs-Kurve der betreffenden Sub-

stanz aufgenommen, indem zunächst die Funktionsfähigkeit der Nebenniere überprüft wurde und das Narkoticum dann nach Zwischenschaltung
einer Locke-Perfusion (46 min) mit um den Faktor 2 steigenden Dosen der
Perfusionslösung zugesetzt wurde. Insgesamt wurden jeweils 4 Dosen appliziert, jede Dosis wirkte 17 min ein. In dieser Form wurde jede Substanz
an 3 Nebennieren getestet. Für Succinyldicholin wurde die Dosis-Wirkungs-
Kurve in modifizierter Form aufgenommen. Dieses Muskelrelaxans wurde
in Konzentrationen von 1–1000 mg/l (Faktor 10) appliziert, jede Dosis
wirkte nur 8 min ein.

Um Hinweise auf den der direkten Stimulation zugrunde liegenden Mechanismus zu erhalten, prüften wir in einer weiteren Versuchsreihe, ob diese
Stimulation durch einige bekannte Hemmsubstanzen cholinerger und anderer Receptoren gehemmt werden kann. Für jeden Hemmstoff wurden mindestens 4 Versuche angesetzt. Dabei wurde zunächst in üblicher Weise die
Funktionsfähigkeit der Nebenniere mit Acetylcholin überprüft, und nach
27 min Perfusion mit reiner Locke-Lösung wurde die Nebenniere 12 min
lang mit dem jeweiligen Inhibitor durchströmt. Darauf folgte eine 17minü-
tige Perfusion gleichzeitig mit dem Inhibitor und dem stimulierenden Narkoticum. Anschließend Durchströmung mit Locke-Lösung (22 min), dann
wurde das Organ 17 min lang mit narkoticumhaltiger Locke-Lösung ohne
Zusatz des Inhibitors perfundiert. Das Verhältnis der Stimulation unter
Einwirkung der Hemmsubstanz zur ungehemmten Stimulation ist ein Maß
für den inhibitorischen Effekt des betreffenden Blockers.

Schließlich prüften wir, ob die Narkotica und einige cholinerg bockie-
rende Substanzen, die bei Narkosen Verwendung finden, in der Lage sind,
an den isolierten Nebennieren die auf ACh gesteigerte Katecholaminfreisetzung zu blockieren. Dieser Effekt würde einer Ganglienblockade entsprechen. Der Zeitplan für diese Perfusionsversuche ist schematisch in
Tabelle 1 zusammengestellt.

Durch Vergleich der Katecholaminfreisetzung bei Stimulation in Gegenwart des fraglichen Inhibitors mit der Katecholaminfreisetzung bei
reiner Stimulation mit ACh vor und nach der Hemmperiode läßt sich die
inhibitorische Wirkung der Prüfsubstanz beurteilen. Jede Substanz wurde
an 4 Nebennieren getestet.

Da sich für einige Narkotica und andere Substanzen ein Hemmeffekt nachweisen ließ, prüften wir für einige der inhibitorischen Narkotica,
ob sie mit nikotinartigen ACh-Receptoren interferieren. Zu diesem Zweck
wurden die beschriebenen Hemmexperimente noch einmal wiederholt,
wobei der einzige Unterschied darin bestand, daß als Stimulator statt des
üblichen ACh Nikotin (Nik) in einer Dosierung von 0,5 $\mu$g/ml eingesetzt
wurde.

Um die beobachteten Hemmungen auch quantitativ zu den therapeutisch
relevanten Dosen in Beziehung setzen zu können, ermittelten wir für die

blockierenden Substanzen Trimethaphan, Atropin, Dimethyltubocurarin, Alcuronium, Pancuronium, Inactin, Chloroform, Halothan, Methoxyfluran mit Hilfe von Dosis-Wirkungs-Kurven die mittleren inhibitorischen Konzentrationen ($ED_{50}$) gegenüber der Standarddosis von 10 $\mu$g ACh/ml. Dabei gingen wir experimentell im einzelnen so vor, wie schematisch in Tabelle 2 angegeben.

Tabelle 1. Folge der einzelnen Lösungen und Zeitplan bei Prüfung cholinerger Antagonisten und von Narkotica auf hemmende Wirkung gegenüber der Stimulation durch ACh (10 $\mu$g/ml)

| Lösung | Perfusionsdauer (min) |
|---|---|
| 1. Locke | 6 |
| 2. Locke + ACh | 8 |
| 3. Locke | 22 |
| 4. Locke + fraglicher Blocker | 12 |
| 5. Locke + fraglicher Blocker + ACh | 8 |
| 6. Locke | 17 |
| 7. Locke + ACh | 8 |
| 8. Locke | 17 |

Tabelle 2. Folge der einzelnen Lösungen und Zeitplan für die Hemmung der stimulierenden Wirkung einer Standardkonzentration ACh von 10 $\mu$g/ml. Die Messung der Katecholaminkonzentration erfolgte nur in einigen Fraktionen, die in Spalte 3 aufgeführt sind (Angabe des Zeitraums, in dem die Fraktionen gesammelt wurden)

| Lösung | Perfusionsdauer (min) | Fraktion (min) | gemessene KA-Konz. |
|---|---|---|---|
| 1. Locke | 6 | A: 5.–6. | $a$ |
| 2. Locke + ACh | 6 | B: 5.–6. | $b$ |
| 3. Locke | 22 | — | — |
| 4. Locke + Inhibitor (Dosis 1) | 12 | C: 11.–12. | $c$ |
| 5. Locke + Inhibitor (Dosis 1) + ACh | 6 | D: 5.–6. | $d$ |

Wiederholung von 3. bis 5. für weitere 4–5 Dosen des Inhibitors: 3 $\times$ Dosis 1; 9 $\times$ Dosis 1; 27 $\times$ Dosis 1; 81 $\times$ Dosis 1; 243 $\times$ Dosis 1.

| | | | |
|---|---|---|---|
| $n$ − 1. Locke | 22 | E: 21.–22. | $e$ |
| $n$. Locke + ACh | 6 | F: 5.–6. | $f$ |

Für die Berechnung der Hemmung des ACh-Effektes unter den einzelnen Dosen des Inhibitors mußte zunächst der prozentuale Anstieg der Katecholaminfreisetzung unter ACh (ohne Inhibitor) zu Beginn (Lösungen 1 und 2) und am Ende des Versuches (Lösungen $n-1$ und $n$) errechnet werden. Dies erfolgte durch Quotientenbildung aus den gemessenen Katecholaminkonzentrationen in den Fraktionen A und B bzw. E und F:

$$\% \text{ Stimulation}_{\text{ACh}_1} = 100\left(\frac{b-a}{a}\right)$$

$$\% \text{ Stimulation}_{\text{ACh}_2} = 100\left(\frac{f-e}{e}\right)$$

Die beiden Ergebnisse stimmten bei unseren Versuchen weitgehend überein; für die weiteren Berechnungen wurde der Miittelwert (% Stimulation$_{\text{ACh}}$) gebildet.

Analog wurde dann für den Anstieg der KA-Freisetzung unter ACh in Gegenwart der Dosis 1 des Inhibitors die prozentuale Stimulation aus den Aminkonzentrationen in den Fraktionen C und D ermittelt:

$$\% \text{ Stimulation}_{\text{ACh + Inhibitor}} = 100\left(\frac{d-c}{c}\right)$$

Für die anderen Dosen wurde dieser Wert entsprechend berechnet.

Die prozentuale Hemmung ergibt sich durch Einsetzen der Zahlenwerte in folgende Formel:

$$\% \text{ Hemmung} = 100\left(1 - \frac{\% \text{ Stimulation}_{\text{ACh + Inhibitor}}}{\% \text{ Stimulation}_{\text{ACh}}}\right)$$

Bei Auftragung der prozentualen Hemmwerte gegen die entsprechenden Dosen kann die ED$_{50}$ aus der so entstandenen Dosis-Wirkungs-Kurve graphisch ermittelt werden. Für jeden Inhibitor wurden 3 Nebennieren durchströmt.

Im einzelnen wurden folgende Substanzen in die Untersuchungen an den isolierten Nebennieren einbezogen:

Narkotica: Halothan, Methoxyfluran (Penthrane), Chloroform, Diäthyläther, Hexobarbital (Evipan), Inactin, Epontol (Propanidid + Mizellophor), Ketamin, Urethan;

Substanzen für die Neuroleptanalgesie:
Droperidol (Dehydrobenzperidol), Fentanyl, Thalamonal (Droperidol + Fentanyl);

Übrige Substanzen:
Acetylcholin, Nikotin, Atropin, Trimethaphan (Arfonad), Cocain, Succinyldicholin (Pantolax), Dimethyltubocurarin (Methyl-Curarin „HAF"), Alcuronium (Alloferin), Pancuronium, Histamin, Pheniramin (Avil), Heptan.

Sämtliche Dosisangaben im Ergebnisteil beziehen sich bei Substanzen, die als Salz vorlagen, auf die frei Base.

# B. Analytische Methoden

## I. Spektrofluorometrische Katecholaminbestimmung

Die Messung der Katecholaminkonzentrationen im Perfusat, im Herzen und in den Nebennieren erfolgte nach der Trihydroxyindol-Methode in Anlehnung an die Modifikationen von BERTLER *et al.* (1958) und HÄGGENDAL (1963).

Das Prinzip der Trihydroxyindol-Methode besteht darin, daß Adrenalin (A) über Adrenalin-Chinon zum Adrenochrom oxydiert wird. Adrenochrom lagert sich in Gegenwart von Lauge unter anaeroben Bedingungen zum stark fluoreszierenden Adrenolution (Trihydroxyindol) um (LUND, 1949a, b, c). Diese Reaktion läuft mit Noradrenalin (NA) analog ab (UDENFRIEND, 1962).

Im einzelnen wurde nach Auftauen des perchlorsauren (0,4 $n$) Extraktes zunächst der pH-Wert der Lösung mit 5 $n$ Kaliumcarbonat unter Verwendung eines Knick pH-Meters oder eines Tropfens Bromphenolblau (0,04% in 98% Äthanol) auf etwa 4–5 eingestellt. Die Titration wurde bei 0–4° C durchgeführt; bei dieser Temperatur fällt Kaliumperchlorat praktisch quantitativ aus. Der Niederschlag wurde in der Kühlzentrifuge bei 0° C mit ca. 10000 g 10 min abzentrifugiert und der Überstand bei 4° C über den Ionenaustauscher Dowex 50 W-X8, 200–400 mesh, Na$^+$-Form, gegeben. Die Ionenaustauschersäule war bei 5 mm Durchmesser 12–15 mm lang.

Für die Reinigung der Extrakte an den Dowex-Säulen wurden in Anlehnung an BERTLER *et al.* (1958) aus je 2 Ganzglasspritzen, 1 Dreiwegehahn und 1 Glasrohr, das den Dimensionen der Säule entspricht und auf einer Seite eine kapillare Öffnung besitzt, einfache Apparate konstruiert. Diese erlauben eine Regulation der Tropfgeschwindigkeit auf ca. 0,25 ml/min und verhindern das Trockenlaufen der Säule.

Vor Gebrauch der Dowex-Säulen mußten sie nacheinander mit folgenden Lösungen behandelt werden:

1. 20 ml 2 $n$ NaOH
2. 15 ml Aqua bidest.
3. 20 ml 2 $n$ HCl
4. 15 ml Aqua bidest.
5. 15 ml 0,1 m Natriumphosphatpuffer pH 6,5
6 5 ml Aqua bidest.

Nach Passage des neutralisierten Eluats und Waschen der Säule mit 20 ml Aqua bidest., 15 ml 0,1 m Natriumphosphatpuffer pH 6,5 und weiteren 20 ml Aqua bidest., wurden die Katecholamine bei Zimmertemperatur mit 8 ml 1 $n$ HCl eluiert.

Der Reinigungsvorgang dient zur Elimination von interferierenden Substanzen. Wie Bertler et al. (1958) feststellen konnten, passiert DOPA die Na$^+$-Form des Harzes und wird auf diese Weise eliminiert. Dopamin wird im Gegensatz zu Adrenalin und Noradrenalin stärker an das Harz gebunden und wird nur z. T. durch 8 ml 1 $n$ HCl eluiert.

Für die Bestimmung der Noradrenalin- und Adrenalin-Konzentration wurde das Eluat mit 5 $n$ Kaliumcarbonat auf pH 6,2–6,5 eingestellt und mit bidestilliertem Wasser auf 10 ml verdünnt. Die Oxydation von Noradrenalin bzw. Adrenalin zu Noradrenochrom bzw. Adrenochrom erfolgte mit 0,25% Kaliumferricyanid; die Umlagerung dieser Verbindungen in Noradrenolutin bzw. Adrenolutin (Trihydroxindole) vollzog sich durch gleichzeitige Einwirkung von Natronlauge and Ascorbinsäure Die 2% Ascorbinsäure-Lösung wurde jeden Tag frisch angesetzt und erst unmittelbar vor Gebrauch mit der 5 $n$ NaOH-Lösung im Verhältnis 1:9 gemischt. In jeden Analysengang wurden Noradrenalin- und Adrenalin-Standardlösungen, „Gewebeblindwerte" und „Reagenzienblindwerte" einbezogen. Der „Gewebeblindwert" wurde dadurch hergestellt, daß die Oxydation nicht nach 3 min durch Zusatz von alkalischer Ascorbinsäure unterbrochen wurde, sondern das Natriumhydroxyd allein zugegeben wurde. In dieser alkalischen Lösung werden Noradrenochrom und Adrenochrom zwar ebenfalls in Trihydroxyindole umgewandelt, doch werden diese sofort weiteroxydiert, da bei Weglassen der Ascorbinsäure keine anaeroben Bedingungen vorliegen. Bei Hinzufügen von Ascorbinsäure 10 min später entstehen dann keine fluoreszierenden Reaktionsprodukte (Lund, 1948c). Bei den Messungen der Katecholaminkonzentrationen in den Eluaten von Meerschweinchenherzen werden gleiche Volumina der Lösung verwendet, wie bei Bertler et al. (1958) angegeben.

Für die Bestimmungen in den Eluaten von Rattenherzextrakten muß wegen der sehr niedrigen Katecholaminkonzentration darauf geachtet werden, daß die Lösung möglichst wenig verdünnt wird und daß die Fluoreszenz der Blindwerte möglichst niedrig gehalten wird. Letzteres kann man durch Verminderung der Ascorbinsäuremenge erreichen, da diese Verbindung eine Eigenfluoreszenz besitzt. Andererseits darf die Ascorbinsäurekonzentration auch nicht zu sehr vermindert werden, weil sonst die Stabilität der Fluoreszenz durch oxydative Spaltung der Trihydroxindole abnimmt (Lund, 1948c). Unter Berücksichtigung dieser Faktoren konnte die Empfindlichkeit der Methode durch Auswahl geeigneter Volumina beträchtlich gesteigert werden (nähere Einzelheiten s. Göthert, 1971b).

Die Messung der NA- und A-Konzentration in den einzelnen Ansätzen erfolgte mit Hilfe eines Zeiss Spektrofluorometers bei zwei Wellenlängen-Kombinationen innerhalb 25 min nach Beendigung der Reaktion.

1. Anregung: 405 nm, Emission: 520 nm; etwa gleichstarke Fluoreszenz von A und NA,

2. Anregung: 455 nm, Emission: 520 nm; A fluoresziert erheblich stärker als NA.

Wird Dopamin dem gleichen Analysengang wie Noradrenalin unterworfen, so beträgt die Fluoreszenz des entstandenen Reaktionsproduktes weniger als 2% derjenigen des Noradrenolutins. Da außerdem der Dopamin-Gehalt in Ratten- und Meerschweinchenherzen nur 11% bzw. 3–5% der NA-Konzentration ausmacht (ANTON u. SAYRE, 1964), kann der Dopamin-Anteil, der durch 8 ml 1 *n* HCl miteluiert wird, (s. o.), nicht meßbar interferieren. Die 3-O-methylierten Metaboliten von A und NA, Metanephrin und Normetanephrin beeinflussen die A- und NA-Bestimmung nicht, da sie durch die Kaliumferricyanid-Lösung in der angewandten Konzentration nicht wesentlich oxydiert werden (HÄGGENDAL, 1962). Insgesamt gesehen ist daher die Spezifität der Methode unter den geschilderten Bedingungen als vollauf befriedigend anzusehen. Die Nachweisgrenze liegt beim Analysengang für Meerschweinchenherzen bei ca. 0,01 $\mu$g A bzw. NA, bei demjenigen für Rattenherzen bei ca. 0,002 $\mu$g A bzw. NA im Probenansatz.

Aus den Meßergebnissen können die Konzentrationen an Noradrenalin und Adrenalin mit Hilfe von zwei Gleichungen berechnet werden:

$$\text{Gleichung 1: } a_1 x + b_{1y} = c_1$$
$$\text{Gleichung 2: } a_2 x + b_{2y} = c_2$$

$x$ = unbekannte A-Konzentration,
$y$ = unbekannte NA-Konzentration,
$a$ = Fluoreszenz der A-Standardlösung minus Reagenzienblindwert,
$b$ = Fluoreszenz der NA-Standardlösung minus Reagenzienblindwert,
$c$ = Fluoreszenz der Gewebeprobe minus Gewebeblindwert.

Der Index 1 bezeichnet die Fluoreszenzwerte bei der Wellenlänge 1, der Index 2 diejenigen bei der Wellenlänge 2.

Bei Analyse der NA- und A-Konzentrationen in perchlorsauren Lösungen mit bekanntem Katecholamingehalt, die genauso behandelt werden wie Extrakte, erzielten wir für NA eine Ausbeute von 88% ($\pm$ 9% Standardabweichung) und für A von 81% ($\pm$ 9%).

Da die Nebennieren (NN)-Extrakte so rein sind, daß eine direkte Bestimmung von NA und A ohne vorherige Reinigung am Ionenaustauscher möglich ist (BERTLER *et al.*, 1958) und in diesen Extrakten Adrenalin und Noradrenalin gegenüber Vorstufen und Metaboliten überwiegen, wurde der Extrakt nach Neutralisation sofort auf seinen KA-Gehalt analysiert. Der pH-Wert der perchlorsauren Extrakte aus Meerschweinchennebennieren wurde bei 0–4° C mit 5 *n* Kaliumcarbonat auf 6,2–6,5 eingestellt, das ausfallende Kaliumperchlorat wurde dann 10 min lang bei 10000 g abzentrifugiert. Anschließend wurde der neutralisierte Überstand abgegossen und mit

Aqua bidest. auf 20 ml verdünnt. Um bei den Rindernebennieren wegen des sehr hohen Katecholamingehaltes in einen günstigen Meßbereich zu kommen, mußte der Extrakt erheblich verdünnt werden (1:10000). Diese Verdünnung konnte dann genauso gehandhabt werden, wie für die Meerschweinchennebennieren geschildert.

In den Meerschweinchennebennieren wurde wegen des geringen NA-Anteils und der damit verbundenen Ungenauigkeit bei der Messung nicht zwischen NA und A differenziert. Da bei 390 nm Anregung und 505 nm Emission A und NA gleich stark fluoreszieren, wurde diese Wellenlängekombination für die Messung herangezogen. In den Rindernebennieren wurde zwischen A und NA differenziert, so daß diese Extrakte bei den gleichen Wellenlängen wie die Herzextrakte gemessen wurden.

Auch im Perfusat der Rindernebennieren konnte die KA-Konzentration direkt ohne vorherige Reinigung am Ionenaustauscher gemessen werden. Die Blindwerte der Perfusate und die Reagenzienblindwerte lagen konstant unter 0,3 Fluoreszenzeinheiten, daher brauchten sie nicht mitbestimmt zu werden; die daraus resultierende Meßungenauigkeit beträgt weniger als 1% und kann daher vernachlässigt werden.

In der Regel wurde im Perfusat nicht zwischen NA und A differenziert, daher erfolgte die Messung bei 390 nm Anregung und 505 nm Emission. Um aber auch Anhaltspunkte für den NA-Anteil zu erhalten, wurde in Stichproben bei Ruhesekretion und bei Stimulation mit Acetylcholin, Urethan und Chloroform zwischen Adrenalin und Noradrenalin differenziert. In diesen Fällen wurde die Fluoreszenzintensität bei den gleichen Wellenlängen wie in den Herzextrakten gemessen.

Die KA-Konzentration in den einzelnen Perfusaten wurde in KA-Freisetzung/min umgerechnet, da die Nebennieren im Gewicht nicht wesentlich voneinander abwichen.

## II. Gaschromatographische Bestimmung der Dampfnarkotica im Blut

Die Messung der Halothan-, Chloroform- und Äther-Konzentrationen im Blut der Meerschweinchen erfolgte mit Hilfe der Gaschromatographie aus der Dampfphase. Versuche, die Narkotica in Anlehnung an andere Autoren (BUTLER u. HILL, 1961; BUTLER u. FREEMAN, 1962; SUMMERS u. ADRIANI, 1961; RUTLEDGE *et al.*, 1963; MORGENSTERN *et al.*, 1966) zunächst in ein organisches Lösungsmittel zu extrahieren und anschließend darin zu bestimmen, hatten nur schlecht reproduzierbare Werte erbracht, während wir mit der Gaschromatographie in der Dampfphase eine gute Reproduzierbarkeit erzielten. Dieses Verfahren wird heute in verschiedenen Modifikationen auch von anderen Autoren bevorzugt (YAMAMURA *et al.*, 1966; GOSTOMZYK, 1971).

Die angewandte Methode beruht im Prinzip darauf, daß nach dem Henry-Dalton'schen Gesetz der Dampfdruck eines dampfförmigen Stoffes in einem Raum über einer Lösung dieser Substanz seiner Konzentration in dieser Lösung proportional ist. Diese eigentlich für Gase aufgestellte Beziehung gilt auch für die Dampfnarkotica und Dämpfe allgemein, weil diese in ungesättigter Form den Gasgesetzen folgen.

Für die Bestimmung wurden sofort nach der Entnahme je 1,5 ml heparinisiertes Blut in genau geeichte 4,2 ml fassende Röhrchen abgefüllt, die mit einer doppelten Schicht Parafilm verschlossen wurden. So konnten die Proben bis zur Messung (spätestens nach 3–4 Std) in Eis aufbewahrt werden. Die eigentliche Analyse begann damit, daß die Röhrchen 5 min lang in ein thermostatisiertes Wasserbad gestellt wurden, dessen Temperatur 2° C oberhalb des Siedepunktes des betreffenden Narkoticums lag.

Sofort anschließend wurden 50 $\mu$l mit Hilfe einer gasdichten Hamilton-Mikrospritze aus der Gasphase oberhalb der Blutprobe entnommen und in den Gaschromatographen injiziert. Für die Messung wurde ein Gaschromatograph der Fa. Perkin-Elmer, Typ F 7, mit einem Flammenionisationsdetektor (F.I.D.) verwendet. Die Injektortemperatur betrug 125° C, als Trägergas wurde nachgereinigter Stickstoff bei einer Strömungsgeschwindigkeit von 30 ml/min verwendet. Die Strömungsgeschwindigkeit wurde regelmäßig mit Hilfe eines Seifenblasenströmungsmessers nachkontrolliert.

Die Trennung des Gasgemisches erfolgte an einer Hostaflon-Säule (Stationäre Phase: Hostaflon Kel F Nr. 10, Trägermaterial: Teflon, 35–60 mesh, Belegung 10 Gew.-%, Typenbezeichnung 42 S 62,75) bei einer Säulentemperatur von 30° C. Die in der Literatur angegebenen Säulentemperaturen schwanken zwischen 20 und 90° C: 20–30° C BUTLER u. HILL, 1961; 75° C GOSTOMZYK, 1971; 90° C RUTLEDGE et al., 1963. Die Detektortemperatur betrug bei unseren Messungen 125° C.

Die Registrierung der Peaks erfolgte über einen angeschlossenen Hitachi-Perkin-Elmer-Recorder. Da die Peaks nahezu ideal eine symmetrische Glockenkurve darstellten, wurde die Berechnung der Peakflächen nach der vereinfachten Flächenintegration Höhe mal Breite in halber Höhe vorgenommen. Diese Näherungsmethode gewährleistet unter der genannten Voraussetzung eine ausreichend genaue Auswertung der Messungen (CREMER u. ROSELIUS, 1958; KAISER, 1965). Da die Peakfläche der Konzentration des Narkoticums im Blut proportional ist, kann diese mit Hilfe einer Eichgeraden aus dem Flächenintegral bestimmt werden.

Die Eichkurven wurden so gewonnen, daß zu 10 ml heparinisiertem Blut von nicht narkotisierten Meerschweinchen Narkotica in steigenden Konzentrationen zugefügt wurden. Diese Blutproben wurden dann in Reagenzgläsern mit Schliffstopfen 5 min lang geschüttelt und nach Abfüllen von 1,5 ml Blut in die geeichten 4,2 ml fassenden Röhrchen genau dem gleichen Analysengang unterworfen wie die Blutproben der narkotisierten

Meerschweinchen. Wie ein Vergleich der Eichgeraden ergab, ist die Empfindlichkeit des Gaschromatographen bei Verwendung des Flammenionisationsdetektors für den Nachweis des leicht brennbaren Äthers bei weitem größer als für Halothan und Chloroform.

Die Spezifität der Methode ist außerordentlich hoch, da unter den gewählten Bedingungen keine anderen Peaks als diejenigen der Narkotica auftreten. Die Nachweisgrenzen für Äther, Halothan und Chloroform liegen unter 1 mg%. Quantitativ zuverlässige Messungen sind mit Hilfe unserer Eichgeraden im Konzentrationsbereich über 5 mg% (niedrigste Konzentration bei Erstellung der Eichgeraden) möglich.

### III. Analyse des Säure-Basen-Haushaltes

pH-Wert, $CO_2$-Partialdruck und Standardbicarbonat in den Blutproben wurden nach der von SIGAARD-ANDERSEN u. Mitarb. angegebenen Mikromethode, die inzwischen eine Routinemethode in jedem Labor geworden ist, gemessen (SIGAARD-ANDERSEN *et al.*, 1960; SIGAARD-ANDERSEN u. ENGEL, 1960; SIGAARD-ANDERSEN, 1962, 1964).

## C. Statistische Bearbeitung der Versuchsergebnisse

Aus den zusammengehörenden Meßwerten jeder Versuchsgruppe wurden die Mittelwerte und mittleren Fehler der Mittelwerte ($\bar{x} \pm s_{\bar{x}}$) berechnet. Die Prüfung auf signifikanten Unterschied zwischen zwei Mittelwerten wurde mit dem $t$-Test nach STUDENT durchgeführt. Bei $p$-Werten unter 0,05 wurden die Unterschiede als signifikant angesehen, bei $p$-Werten über 0,05 als nicht signifikant (in den Tabellen z. T. als „n.s." bezeichnet). Beim Vergleich von mehr als zwei Mittelwerten wurde eine Varianzanalyse durchgeführt.

Für Eichgeraden, lineare Abschnitte von Dosis-Wirkungs-Kurven sowie bei linearer Korrelation zweier Größen wurden Regressionsgeraden ($y = a + bx$) berechnet. Die Regressionsanalyse wurde bei linearer Korrelation zweier Größen durch die Berechnung des Korrelationskoeffizienten $r$ ergänzt.

# Ergebnisse

## A. Narkosen bei Meerschweinchen und Ratten

### I. Äthernarkosen

In den orientierenden Grundexperimenten wird an Meerschweinchen
der zeitliche Verlauf der Katecholaminkonzentrationen in Herz und Nebennieren während Äthernarkose verfolgt. Die beobachteten Effekte bei einer
Stunde Narkosedauer sind in Abbildung 2 dargestellt. Die Noradrenalin-
konzentration im Myokard steigt bereits innerhalb der 1.–15. Minute
rasch an und erreicht nach 30 min einen Wert von 2,31 $\mu$g/g, der den Kontrollwert um 37% übertrifft. Der Maximaleffekt ist damit bereits erreicht;
der nach 60 min gemessene Wert liegt sogar etwas niedriger. Innerhalb 24 h
nach Beendigung der Narkose kehrt die Noradrenalinkonzentration im
Myokard zur Norm zurück. Spiegelbildlich zu diesem Verlauf verhält sich
die Katecholaminkonzentration in den Nebennieren, dabei erreicht die prozentuale Verminderung der Konzentration in diesen Organen fast genau den
gleichen Wert wie der prozentuale Anstieg des NA-Gehalts im Herzen. Die
während der Narkose ermittelten Ätherkonzentrationen liegen zwischen
96 und 170 mg%. Der Säure-Basen-Haushalt bleibt ungestört.

Der Vergleich sämtlicher Katecholaminmeßwerte bei 15–60 min Narkosedauer mit den entsprechenden Kontrollwerten (Abb. 3) läßt erkennen,
daß die Zunahme der myokardialen Noradrenalinkonzentration hochsigni-
fikant ist. Die Adrenalinkonzentration im Herzen bleibt demgegenüber unbeeinflußt.

Bei gegenseitiger Auftragung der KA-Konzentrationen in Herz und
Nebennieren der einzelnen Meerschweinchen (Abb. 4) bestätigt sich die
Vermutung, daß zwischen den Konzentrationen in diesen Organen eine
Abhängigkeit besteht. Offensichtlich liegt die KA-Konzentration im Her-
zen um so höher, je stärker der Gehalt in den Nebennieren erniedrigt wird.
Der Korrelationskoeffizient ($r = -0,65$) des berechneten Zusammenhanges
weicht bei 1% Irrtumswahrscheinlichkeit signifikant von Null ab.

Zur genaueren Klärung der Frage, ob die Freisetzung von KA aus den
Nebennieren während Äthernarkose für den Anstieg der KA-Konzentrationen im Myokard verantwortlich ist, wurden scheinoperierte und adrenalektomierte Ratten 30 min mit Äther narkotisiert (Abb. 5).

Die NA-Konzentration im Herzen scheinoperierter Ratten steigt gegenüber dem Kontrollwert von 0,32 $\mu$g/g um 37% an, doch ist die Streuung der Meßergebnisse sehr hoch. Werden adrenalektomierte Ratten unter den gleichen Bedingungen narkotisiert, so sinkt die NA-Konzentration bei diesen Tieren vom Kontrollwert 0,44 $\mu$g/g um 56% ab (Abb. 5).

Um beurteilen zu können, ob die gesteigerte Aktivität des Nebennierenmarks auf einer direkten Freisetzung von KA durch Äther beruht oder ob

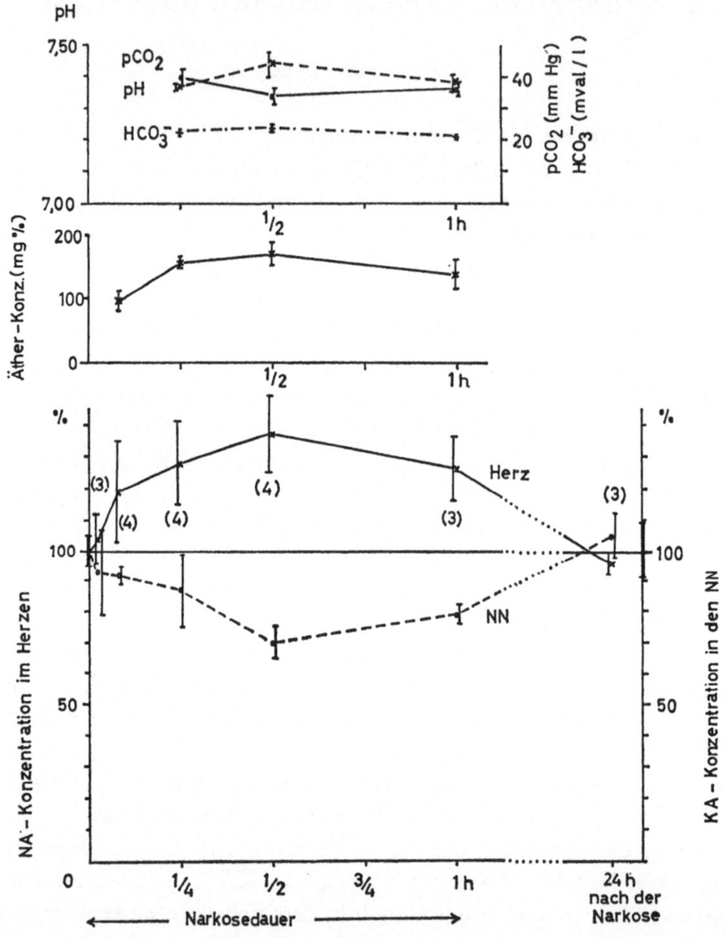


Abb. 2. Verlauf der Noradrenalinkonzentration im Herzen und der Katecholaminkonzentration in den NN von Meerschweinchen während Äthernarkose. Ausgangswert = 100% = 1,69 $\mu$g NA/g Herz; 296 $\mu$g KA/g NN ($n = 13$). Außerdem sind die Ätherkonzentrationen im Blut und die Meßgrößen des Säure-Basen-Haushaltes eingezeichnet (nach GÖTHERT, 1971a). In Klammern: Zahl der Versuchstiere für die jeweiligen Meßpunkte

sie aufgrund einer zentralnervösen Erregung mit gesteigerter Impulsfrequenz in den Nn. splanchnici durch Vermittlung nikotinartiger cholinerger Receptoren in den Nebennieren hervorgerufen wird, führten wir Äthernarkosen bei Meerschweinchen nach Gabe von Ganglienblockern durch (Abb. 6 und 7). Die dazugehörigen Kontrolltiere erhielten den Ganglienblocker 45 min vor dem Tode in der gleichen Dosierung wie die Tiere der Äthergruppe i.m. injiziert. Die Meerschweinchen der Äthergruppe wurden 15 min nach Applikation des Ganglienblockers 30 min lang narkotisiert (Ätherkonzentration bei Einleitung bis zur 5. Minute 10,8 Vol.-%, danach zur Aufrechterhaltung 3,6 Vol.-%).

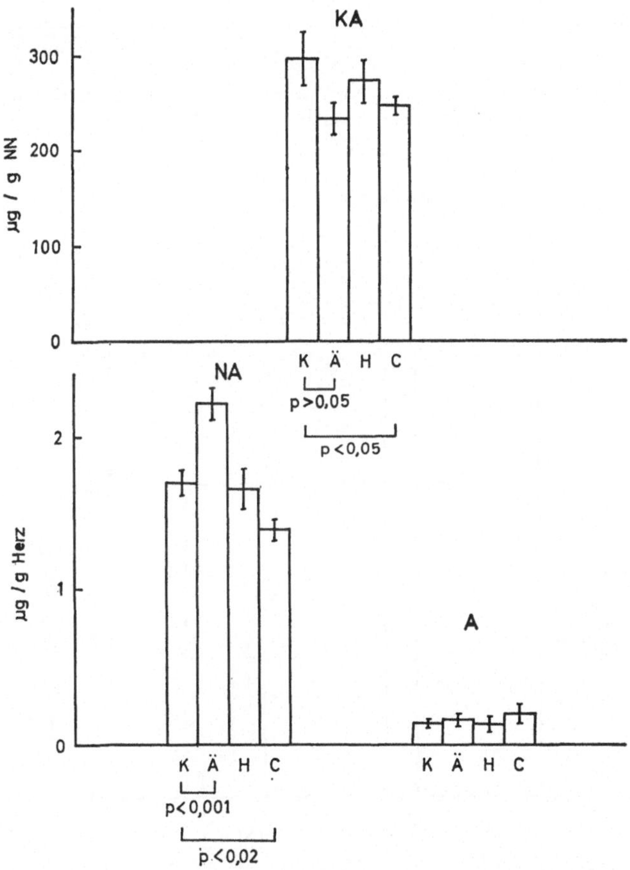


Abb. 3. NA- und A-Konzentrationen im Herzen und KA-Konzentrationen in den NN von unbehandelten (K; $n = 13$) sowie von narkotisierten Meerschweinchen nach 15–60 min Äther (Ä; $n = 11$)-, Halothan (H; $n = 10$)- und Chloroform (C; $n = 27$)-Narkose (nach GÖTHERT, 1971a)

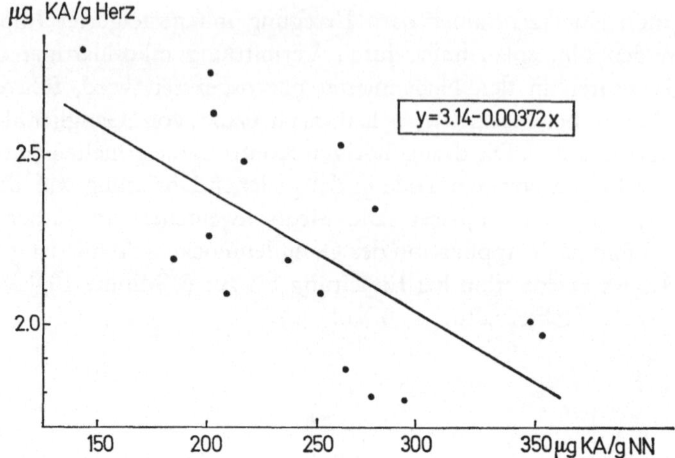



Abb. 4. Abhängigkeit der KA-Konzentration im Herzen von der KA-Konzentration in den NN während Äthernarkose bei Meerschweinchen (nach GÖTHERT, 1971a)

## NA - Konzentration im Herzen

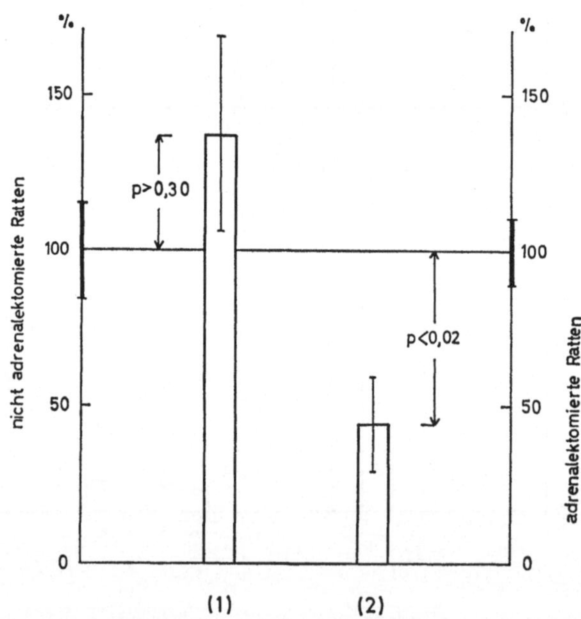



Abb. 5. Einfluß von 30 min Äthernarkose auf die NA-Konzentration im Herzen von scheinoperierten (1) und von adrenalektomierten Ratten (2). Kontrollwerte = 100 % (nach GÖTHERT, 1971a). Für die beiden Meßreihen an scheinoperierten Ratten (Kontrollen und Äthernarkose) wurden je 7 Tiere, für die entsprechenden Messungen an adrenalektomierten Ratten je 6 Tiere untersucht

Es zeigt sich, daß der Anstieg der NA-Konzentration im Myokard unter Äthernarkose nach Gabe von Tetraäthylammonium in der Dosierung von 60 mg/kg und von Chlorisondamin in der Dosierung von 6 mg/kg vollständig unterdrückt werden kann. Die Chlorisondamin-Dosis von 1 mg/kg reicht nur für eine Abschwächung des Äthereffektes um 30% aus.

## II. Chloroformnarkosen

Der zeitliche Verlauf der KA-Konzentrationen in Herz und Nebennieren von Meerschweinchen bei Chloroformnarkosen läßt – anders als bei Einwirkung von Äther – eine gleichsinnige Beeinflussung in diesen Organen erkennen (Abb. 8). Die NA-Konzentration im Herzen und die KA-Konzentration in den Nebennieren sind dabei von der 15.–60. Minute

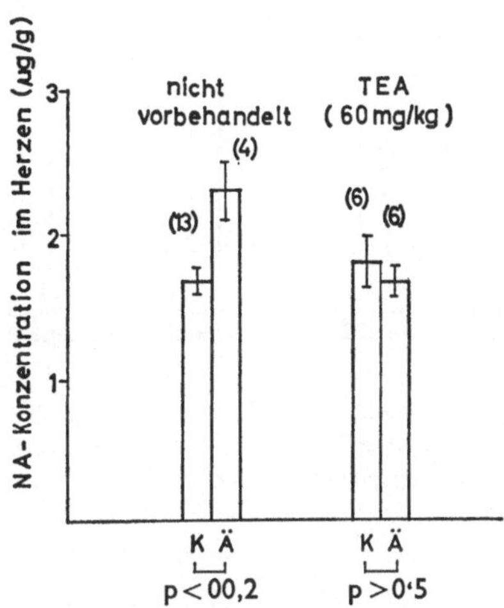


Abb. 6. Auswirkungen einer Ganglienblockade mit Tetraäthylammonium (TEA) auf den Anstieg der myokardialen NA-Konzentration während 30 min Äthernarkose (Meerschweinchen). K = Kontrollwerte; Ä = Werte nach 30 min Äthernarkose. In Klammern: Zahl der Versuchstiere

prozentual etwa im gleichen Ausmaß vermindert. Die Chloroformkonzentration im Blut beträgt 18–20 mg%. Der Säure-Basen-Haushalt während der Narkosen bleibt unbeeinflußt.

Bei Vergleich sämtlicher KA-Werte, die während der Narkose gemessen wurden, mit den entsprechenden Normalwerten zeigt sich, daß sowohl die Verminderung der NA-Konzentration im Herzen als auch die Abnahme der KA-Konzentration in den Nebennieren signifikant ist (s. Abb. 3).

Zur Klärung der Frage, ob auch bei Chloroformnarkosen Unterschiede in der myokardialen NA-Konzentration zwischen adrenalektomierten und scheinoperierten Tieren auftreten, wurden entsprechend vorbehandelte Ratten 60 min mit Chloroform narkotisiert. Die Narkosen wurden 5 min lang mit 2 Vol.-% Chloroform eingeleitet, anschließend wurden sie mit 1 Vol.-% Chloroform aufrechterhalten. Bei scheinoperierten Ratten zeigt sich, daß dieses Narkoseverfahren die myokardiale NA-Konzentration unbeeinflußt läßt, während bei adrenalektomierten Ratten eine deutliche Abnahme des NA-Gehaltes um 23% nachweisbar ist (Abb. 9).

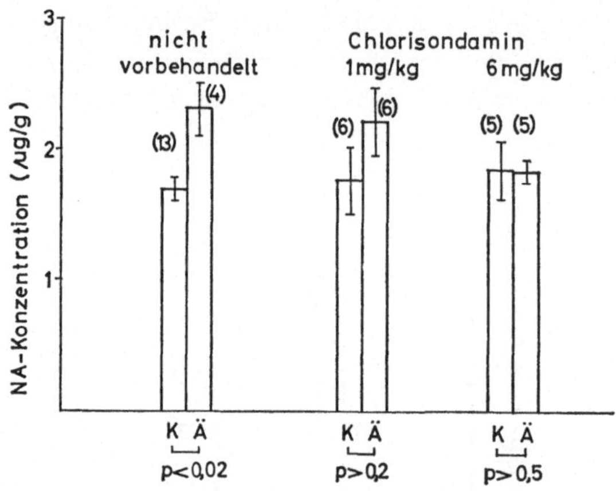


Abb. 7. Auswirkungen verschiedener Dosen des Ganglienblockers Chlorisondamin auf den Anstieg der myokardialen NA-Konzentration während 30 min Äthernarkose (Meerschweinchen). K = Kontrollwerte; Ä = Werte nach 30 min Äthernarkose. In Klammern: Zahl der Versuchstiere

Um auszuschließen, daß eine verminderte Neusynthese von NA an diesem Effekt beteiligt ist, erhielten scheinoperierte und adrenalektomierte Ratten den Inhibitor der Tyrosinhydroxylase α-Methyl-p-Tyrosin (200 mg/kg) 15 min vor Beginn der Narkosen bzw. bei Kontrolltieren 75 min vor dem Tode i.m. injiziert. Die Narkosedauer nach dieser Vorbehandlung betrug ebenfalls 60 min, doch durfte zur Aufrechterhaltung nur eine Chloroformkonzentration von 0,75% angeboten werden. Unter Einwirkung des Synthesehemmers allein sinkt die myokardiale NA-Konzentration sowohl bei den scheinoperierten als auch bei den adrenalektomierten Ratten gegenüber den völlig unbehandelten Kontrolltieren ab, doch ist der Effekt in der 2. Gruppe deutlicher (Abb. 10). Wirkt in beiden Gruppen zusätzlich noch das Narkoticum ein, so sinkt die NA-Konzentration nur bei den ad-

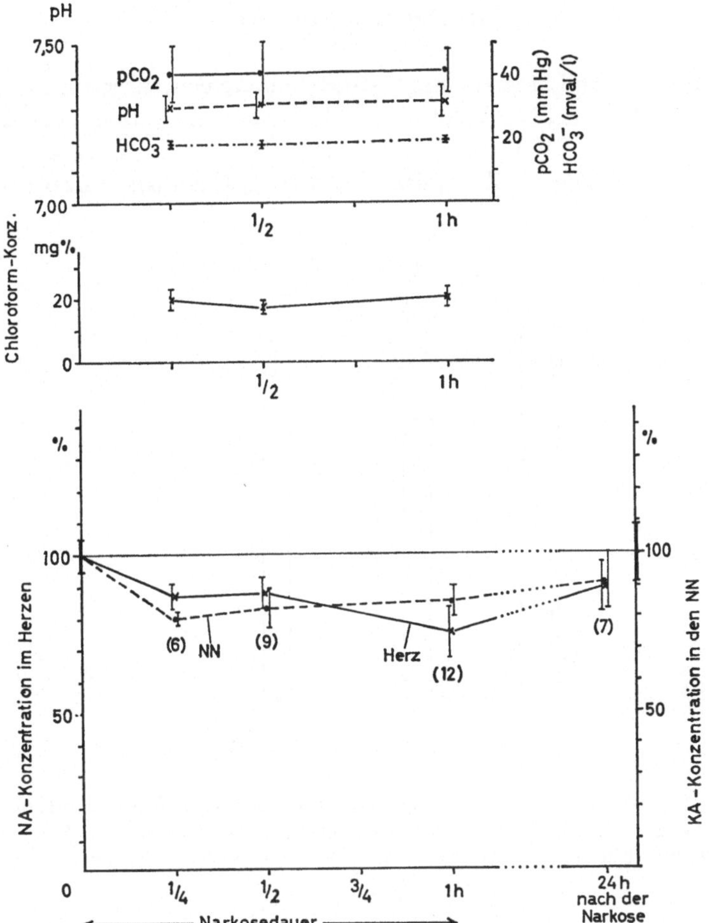



Abb. 8. NA-Konzentration im Herzen, KA-Konzentration in den NN, Chloroformkonzentration im Blut sowie Säure-Basen-Haushalt bei Chloroformnarkose (Meerschweinchen). 100 % = Ausgangswerte = 1,69 μg NA/g Herz; 296 μg KA/g NN ($n = 13$). In Klammern: Zahl der Versuchstiere für die jeweiligen Meßpunkte (nach GÖTHERT, 1971a)

renalektomierten Ratten weiter um 20% ab. Diese Abnahme erreicht also prozentual praktisch das gleiche Ausmaß wie bei den nicht mit α-Methyl-p-Tyrosin vorbehandelten Ratten (s.o.; vgl. Abb. 9). Bei statistischer Prüfung der in Abbildung 10 dargestellten Versuchsergebnisse mit Hilfe der Varianzanalyse ergibt sich, daß die Mittelwerte in der Gruppe der scheinoperierten Ratten nicht signifikant voneinander abweichen, wohl aber die Meßergebnisse bei den adrenalektomierten Ratten ($p < 0,05$).

## III. Halothannarkosen

Wie in den Abbildungen 3 und 11 dargestellt, treten während und nach der Halothannarkose bei Meerschweinchen keine nennenswerten Veränderungen der KA-Konzentrationen in Herz und Nebennieren auf. Dabei atmeten die Tiere 5 min lang 2 Vol.-%, danach 1 Vol.-% Halothan in Luft ein. Die

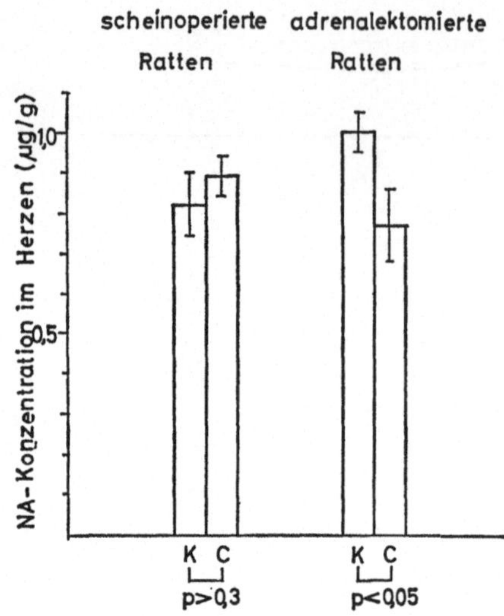


Abb. 9. Einfluß von 60 min Chloroformnarkose auf die NA-Konzentration von scheinoperierten und adrenalektomierten Ratten. K = Kontrollen; C = 60 min Chloroform. Für jede der vier Versuchsreihen wurden 6 Tiere untersucht

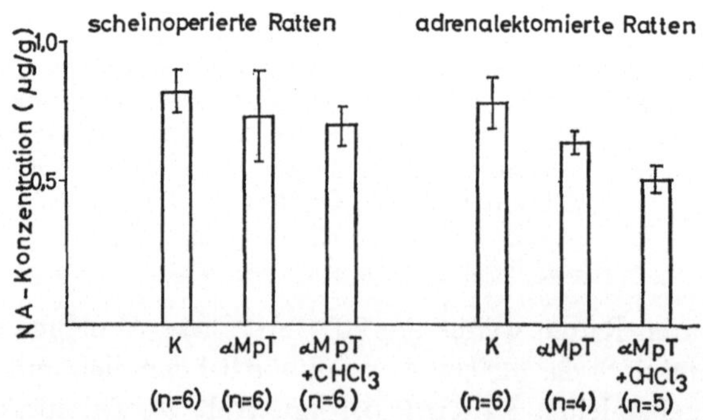


Abb. 10. Auswirkungen von α-Methyl-p-Tyrosin (α MpT) auf die NA-Konzentration im Myokard von scheinoperierten und adrenalektomierten Ratten sowie auf die Beeinflussung dieser Größe durch 30 min Chloroformnarkose in beiden Gruppen. K = Kontrollen. In Klammern: Zahl der Versuchstiere

Halothankonzentrationen im Blut schwanken zwischen 14 und 21 mg%.
Der Säure-Basen-Haushalt ist nach 30 und 60 min Narkosedauer im Sinne
einer respiratorischen Acidose mit $pCO_2$-Werten von 59,0 bzw. 57,5 mmHg
gestört (Abb. 11).

Auch bei Messung des NA-Gehaltes in Herzen von adrenalektomierten
Ratten ließ sich nach 30 min Halothannarkose (Einleitung 5 min 2,5%;
Aufrechterhaltung 1,5%) keine Änderung der Konzentration nachweisen
(Kontrollen: 0,78 $\pm$ 0,09 $\mu$g/g, $n = 6$; 30 min Halothan: 0,78 $\pm$ 0,14 $\mu$g/g,
$n = 6$).

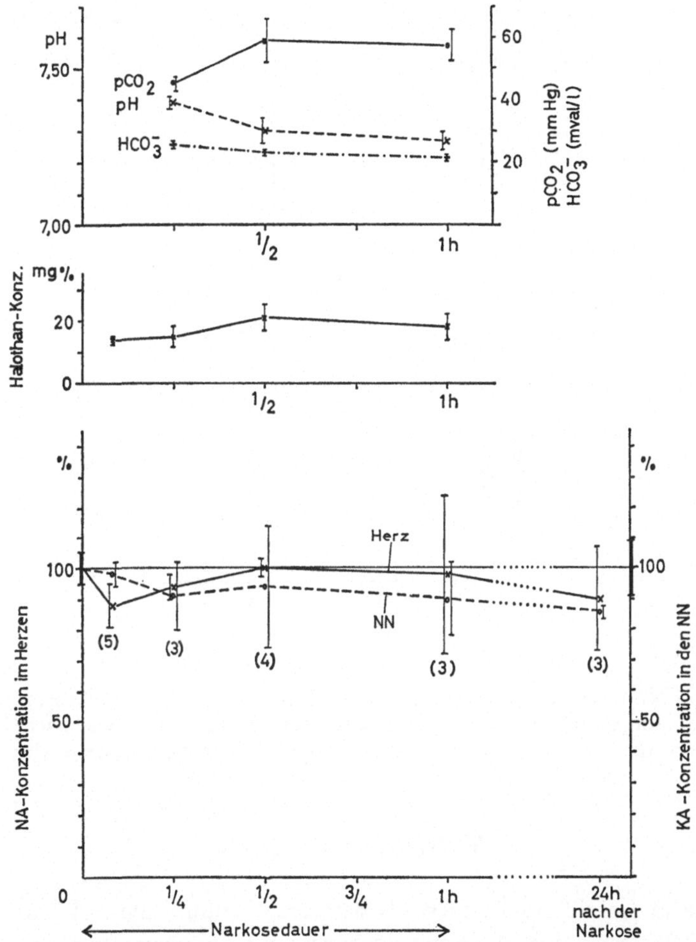


Abb. 11. NA-Konzentration im Herzen, KA-Konzentration in den NN, Halo-
than-Konzentration im Blut und Säure-Basen-Haushalt bei Halothan-Narkosen
(Meerschweinchen). 100% = Ausgangswerte = 1,69 $\mu$g NA/g Herz; 296 $\mu$g KA/g
NN ($n = 13$). In Klammern: Zahl der Versuchstiere für die jeweiligen Meßpunkte
(nach GÖTHERT, 1971a)

## IV. Methoxyflurannarkosen

In Abbildung 12 und Tabelle 3 sind die Meßergebnisse nach 30 min Methoxyfluran-Narkose bei Meerschweinchen (Einleitung 5 min 1,9 Vol.-%; Aufrechterhaltung 0,7 Vol.-%) im Vergleich zu den entsprechenden Kontrollwerten eingetragen. Es zeigt sich, daß auch bei Einwirkung dieses Narkoticums, das mit Halothan chemisch sehr nahe verwandt ist, keine Änderungen der KA-Konzentration auftreten. Auch der Säure-Basen-Haushalt ist analog im Sinne einer respiratorischen Azidose gestört.

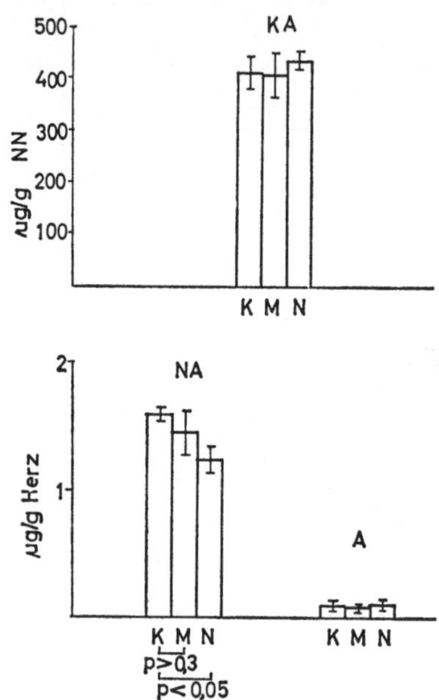


Abb. 12. NA- und A-Konzentrationen im Herzen sowie KA-Konzentrationen in den NN von unbehandelten Meerschweinchen (K; $n = 7$) sowie nach 30 min Methoxyfuran- (M; $n = 7$) Narkose und 60 min Neuroleptanalgesie (N; $n = 7$)

## V. Neuroleptanalgesie

Wie in Abbildung 12 ebenfalls dargestellt, nimmt die NA-Konzentration im Myokard von Meerschweinchen nach 1 Std Neuroleptanalgesie mit Droperidol (3 mg/kg) und Fentanyl (0,05 mg/kg) i.m. um 23% ab. Die gewählte Dosis liegt deshalb etwa 10mal höher als die beim Menschen relevante Dosierung, weil die Meerschweinchen bei intramuskulärer Applikation niedrigerer Dosen gar nicht oder zu langsam das Stadium der Neurolepsie und Analgesie erreichen. Intravenöse Injektionen sind bei nicht narkotisierten Meerschweinchen nicht möglich. Da bei den Tieren 3–5 min nach Applikation der Pharmaka Atemstillstand eintritt, wurden sie nach Kanülierung der Trachea beatmet. Dabei wurde darauf geachtet, daß sie unter keinen Umständen hypoventiliert wurden, vielmehr wurde eine leichte respiratorische Alkalose in Kauf genommen (s. Tab. 3). Für eine gesteigerte Funktion des Nebennierenmarks liegt bei den in Abbildung 12 dargestellten Ergebnissen kein Anhaltspunkt vor.

Tabelle 3. Säure-Basen-Haushalt nach 30 min Methoxyfluran-Narkose, 60 min Neuroleptanalgesie und bei Kontrollmeerschweinchen. In jeder Gruppe wurde der Säure-Basen-Haushalt bei 4 Tiere untersucht

| | pH | | | $HCO_3$ | | | $pCO_2$ | |
| | $\bar{x}$ | $s_{\bar{x}}$ | $\bar{x}$ | $s_{\bar{x}}$ | | $\bar{x}$ | $s_{\bar{x}}$ |
|---|---|---|---|---|---|---|---|
| Kontrollen | 7,48 | 0,02 | 24,4 | 2,2 | | 36,3 | 3,4 |
| Methoxyfluran | 7,35 | 0,05 | 28,7 | 0,4 | | 63,7 | 10,9 |
| Neuroleptanalgesie | 7,62 | 0,01 | 32,4 | 1,1 | | 30,4 | 2,1 |

# B. Durchströmungsversuche an isolierten Rindernebennieren

## I. Katecholaminkonzentration in den Nebennieren und Spontansekretion

Die Gesamtkatecholaminkonzentration in den Nebennieren beträgt 4,58 ± 0,29 mg/g, davon entfallen auf Noradrenalin 1,29 ± 0,18 mg/g, während Adrenalin mit 3,29 ± 0,30 mg/g den weitaus größeren Teil ausmacht ($n = 6$). 28,5% (± 3,6%) der KA in den Rindernebennieren liegen also als Noradrenalin vor. Praktisch genau so hoch ist der prozentuale NA-Anteil an der Ruhesekretion. Dieser wurde in einer Stichprobe von 13 Nebennieren analysiert und beträgt 29,4 ± 2,5%. Die Spontansekretion während der Perfusion mit Locke-Lösung, die keine Prüfsubstanz enthält, erreicht mit 15,2 ± 1,5 µg/min in der genannten Stichprobe ein beträchtliches Ausmaß. In den anderen von uns geprüften Stichproben schwankt die Ruhesekretion zwischen 12,0 und 22,7 µg/min (vgl. Tab. 4 und Tab. 7).

## II. Direkte Stimulation der Katecholaminfreisetzung

**1. Acetylcholin.** Da die KA-Freisetzung der Nebennieren in vivo vorwiegend nerval durch Vermittlung cholinerger Receptoren reguliert wird, kann die Funktionsfähigkeit der isolierten Organe am besten mit Hilfe von Acetylcholin überprüft werden. In diesem Zusammenhang ist es interes-

sant zu wissen, ob die isolierten Nebennieren in der Lage sind, auf Acetylcholin mit einer dosisabhängigen Steigerung der KA-Freisetzung zu reagieren. In Abbildung 13 ist dargestellt, daß die freigesetzte KA-Menge bei
Perfusion mit 10 $\mu$g/ml Acetylcholin von 18 $\mu$g/min auf maximal 29 $\mu$g/min
ansteigt. Bei Verdreifachung der Acetylcholin-Dosis wird die KA-Sekretion auf maximal 45 $\mu$g/min und bei Erhöhung der Acetylcholin-Dosis auf
das 9fache, sogar auf maximal 90 $\mu$g/min erhöht.

Der NA-Anteil an der Gesamtkatecholaminkonzentration im Perfusat
wurde bei Stimulation mit 10 $\mu$g ACh/ml untersucht. Unter dieser Dosis
steigt der NA-Anteil von 29,4 $\pm$ 2,5% nur unwesentlich auf 33,8 $\pm$ 3,0%

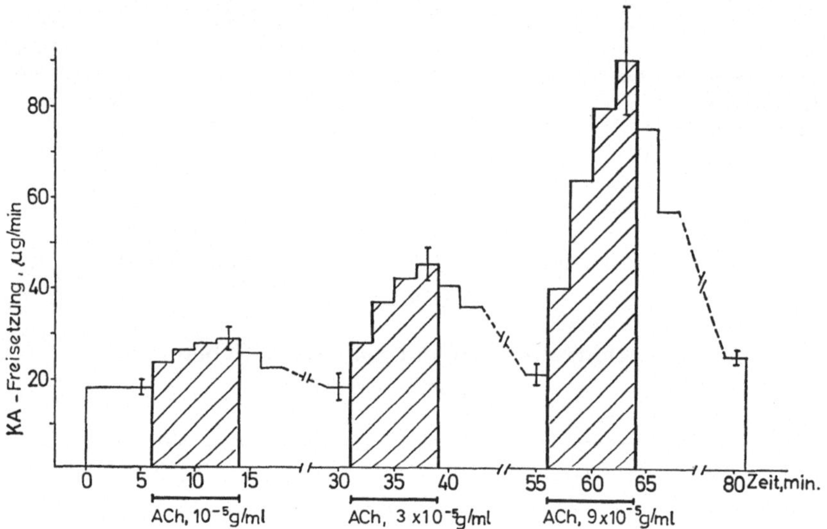


Abb. 13. KA-Freisetzung bei Stimulation mit Acetylcholin in steigender Dosierung ($n = 5$)

(gemessen in der 5. und 6. Minute nach Beginn der ACh-Einwirkung) an.
Nach 25 min Perfusion mit ACh-freier Locke-Lösung liegt der NA-Anteil
wieder geringfügig niedriger, nämlich bei 31,8 $\pm$ 2,0%. Die Steigerung der
KA-Freisetzung betrifft also die Noradrenalin und Adrenalin sezernieren-
den Zellen etwa im gleichen Ausmaß. Offensichtlich reagieren funktionsfähige isolierte Rindernebennieren auf Acetylcholin – wie in vivo – mit
einer Steigerung der KA-Sekretion, so daß die Funktionsfähigkeit der isolierten Organe zur Vermeidung falscher Resultate mit Acetylcholin überprüft werden kann und in sämtlichen nachfolgend beschriebenen Experimenten kontrolliert wurde.

**2. Succinyldicholin.** Diese Substanz wurde deshalb in die Untersuchung einbezogen, weil sie ein häufig verwendetes depolarisierendes Muskelrelaxans darstellt. Die durchschnittliche Steigerung der KA-Sekretion bei Applikation verschiedener Dosen dieser Substanz ist in Tabelle 4 eingetragen. Unter $10^{-6}$ g/ml und $10^{-5}$ g/ml dieses Muskelrelaxans erhöht sich die Aminfreisetzung nur mäßig um 20 bzw. 25%, während weitere Dossteigerung auf $10^{-4}$ g/ml zu einer erheblichen Zunahme der KA-Freisetzung auf etwa das Dreifache des Ausgangswertes führt. Damit ist der Maximaleffekt erreicht, denn erneute Dosisteigerung um den Faktor 10 bringt keine weitere Zunahme des Effektes.

Vergleicht man die Maximalwirkung von Succinyldicholin mit dem Acetylcholin-Effekt an den gleichen Nebennieren, so zeigt sich, daß der

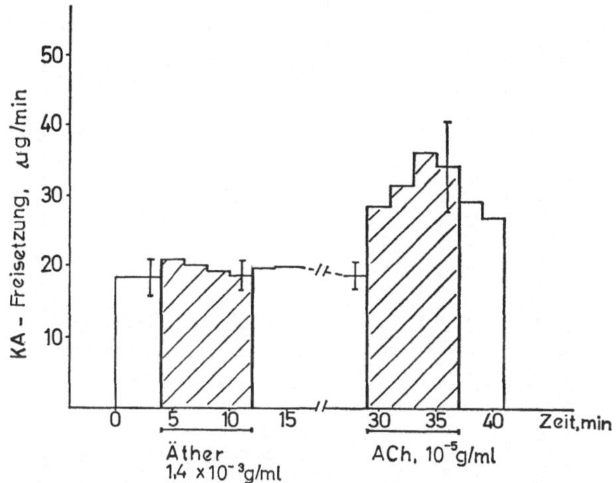


Abb. 14. KA-Freisetzung bei Perfusion mit Äther ($n = 5$)

unter Acetylcholin bei $10^{-5}$ g/ml gemessene Anstieg der KA-Freisetzung ebenfalls etwa 200% beträgt. Diese Zunahme stellt noch keineswegs den unter dieser Substanz möglichen Maximaleffekt dar (vgl. Abb. 16). Die ersten beiden Konzentrationen von $10^{-6}$ g/ml und $10^{-5}$ g/ml dürften den in vivo im Blut meßbaren Konzentrationen bei einer zur Muskelrelaxation erforderlichen Dosis von 1 mg/kg i.v. am nächsten kommen. Daraus ergibt sich, daß der stimulierende Succinyldicholin-Effekt in vivo keine wesentliche Rolle spielen kann.

**3. Äther.** Ätherperfusionen ($1,4 \cdot 10^{-3}$ g/ml $= 140$ mg%) an isolierten Rindernebennieren haben keinen direkt KA-freisetzenden Effekt auf das Nebennierenmark. Die gewählte Dosis entspricht den in vivo bei Mensch und Tier gemessenen Konzentrationen im Blut (Abb. 14; Tab. 4).

Tabelle 4. Einfluß verschiedener Substanzen auf die KA-Sekretion des NN-Marks. Jede NN wurde mit ACh auf ihre Funktionsfähigkeit geprüft (letzte 3 Spalten jeder Reihe). Für jede Substanz wurden 5 Rindernebennieren perfundiert

| Testsubstanz | Dosis g/ml | KA-Freisetzung ($\mu$g/min) bei Perfusion mit | | $\Delta$ KA-Freisetzung unter der Testsubstanz | | $p$-Wert | KA-Freisetzung ($\mu$g/min) bei Perfusion mit | | Anstieg der KA-Freis. |
|---|---|---|---|---|---|---|---|---|---|
| | | Locke | Locke + Testsubstanz | $\mu$g/min | % | | Locke | Locke + ACh | unter ACh (%) |
| Succinyldi-cholin | $10^{-6}$ | | $17,9 \pm 0,4$ | $+ 3,0$ | $+ 20$ | $< 0,002$ | | | |
| | $10^{-5}$ | $14,9 \pm 0,2$ | $18,6 \pm 0,2$ | $+ 3,7$ | $+ 25$ | $< 0,001$ | $17,2 \pm 0,1$ | $50,3 \pm 9,8$ | $+192$ |
| | $10^{-4}$ | | $45,3 \pm 5,3$ | $+30,4$ | $+204$ | $< 0,005$ | | | |
| | $10^{-3}$ | | $42,5 \pm 0,8$ | $+27,6$ | $+185$ | $< 0,001$ | | | |
| Histamin | $10^{-4}$ | $12,0 \pm 0,5$ | $14,9 \pm 0,4$ | $+ 2,9$ | $+ 24$ | $< 0,01$ | $11,5 \pm 1,2$ | $45,6 \pm 4,3$ | $+296$ |
| Äther | $1,4 \cdot 10^{-3}$ | $19,1 \pm 1,2$ | $19,6 \pm 1,3$ | $+ 0,5$ | $+ 3$ | n.s. | $18,7 \pm 1,9$ | $32,6 \pm 2,9$ | $+ 74$ |
| Chloroform | $3,7 \cdot 10^{-4}$ | $16,2 \pm 0,9$ | $23,8 \pm 2,2$ | $+ 7,6$ | $+ 47$ | $< 0,005$ | $18,2 \pm 2,6$ | $37,8 \pm 3,9$ | $+108$ |
| Urethan | $2 \cdot 10^{-3}$ | $13,5 \pm 1,0$ | $18,4 \pm 1,3$ | $+ 4,9$ | $+ 36$ | $< 0,01$ | $16,3 \pm 1,3$ | $24,5 \pm 1,7$ | $+ 50$ |
| *n*-Heptan | $2,7 \cdot 10^{-4}$ | $13,1 \pm 0,4$ | $13,2 \pm 0,3$ | $+ 0,1$ | $+ 1$ | n.s. | $12,2 \pm 0,7$ | $17,5 \pm 1,5$ | $+ 43$ |

**4. Chloroform.** Wie aus Abbildung 15 zu ersehen ist, führt eine Chloroformdosis von $3,7 \cdot 10^{-4}$ g/ml (entsprechend 37 mg%) zu einer deutlichen Steigerung der KA-Freisetzung. Der Anstieg beträgt im Mittel 47% mit $p < 0,005$ (s. Tab. 4).

Zur weiteren Sicherung, daß es sich bei dem beobachteten Effekt nicht um ein zufälliges Ereignis handelt, wurde eine Dosis-Wirkungs-Kurve aufgenommen. Dabei ist ein dosisabhängiger Anstieg der KA-Sekretion zu beobachten (Abb. 16).

Für eine detaillierte Analyse, ob diese Wirkung auf einer Beeinflussung überwiegend der NA-Granula enthaltenden Zellen oder vor allem der A-Granula enthaltenden Zellen beruht, wurde bei Einwirkung einer Chloro-

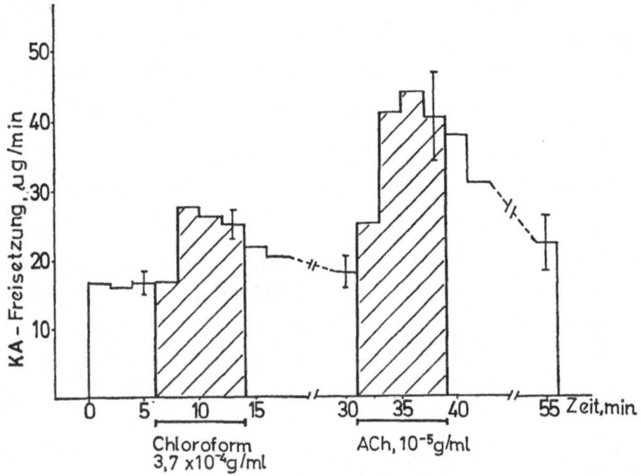


Abb. 15. KA-Freisetzung bei Perfusion mit Chloroform ($n = 5$)

formdosis von $1,47 \cdot 10^{-3}$ g/ml zwischen NA und A im Perfusat differenziert (Abb. 17). Die Chloroformdosis wurde bewußt sehr hoch gewählt, um bei der dann zu beobachtenden starken Stimulation genauer zwischen beiden Aminen unterscheiden zu können. Es zeigt sich, daß die Wirkungsgeschwindigkeit dieses Narkoticums auf die NA-Zellen größer ist, denn die NA-Konzentration steigt schneller an als die A-Konzentration. Dies spiegelt sich deutlich in der Kurve des prozentualen NA-Anteils an der Gesamt-KA-Freisetzung wider, die von 28,5 auf 36,5% nach 5–6 min ansteigt. Zu diesem Zeitpunkt ist bereits der Maximaleffekt auf die NA-speichernden Zellen erreicht, während die maximale Stimulierung der A-Zellen erst nach 15 min eintritt. Bezogen auf den Ausgangswert ist der Maximaleffekt dann jedoch größer als an den NA-Zellen, daher nimmt der prozentuale NA-Anteil an der Gesamt-KA-Freisetzung bis zur 15. Minute wieder ab und erreicht dann einen Wert, der geringer ist als vor der Chloroformeinwirkung. Nach Absetzen des Narkoticums zeigt sich, daß die Wirkungsdauer des Chloroforms auf die NA-Zellen anscheinend größer ist als auf die A-Zellen, denn 10 min nach Beendigung der Exposition ist die NA-Konzentration im Perfusat, anders als die A-Konzentration, noch keineswegs abgesunken. Daher steigt der prozentuale NA-Anteil an der Gesamt-KA-Konzentration wieder auf den ursprünglichen Ausgangswert an.

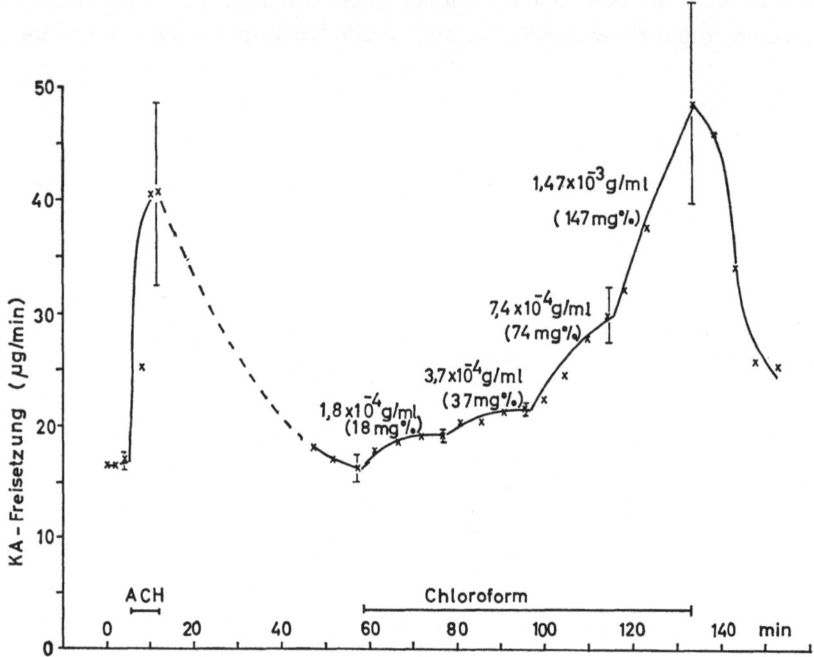



Abb. 16. KA-Freisetzung bei Stimulation mit Chloroform in steigender Dosierung
(*n* = 3)

Um Hinweise auf den der Stimulation durch Chloroform zugrunde liegenden Mechanismus zu erhalten, wurde geprüft, ob dieser Effekt durch bestimmte Hemmsubstanzen blockiert werden kann. Die Prüfung auf Interferenz mit cholinergen Receptoren erfolgte mit dem Ganglienblocker Trimethaphan, dem Parasympatholyticum Atropin und dem Muskelrelaxans Dimethyltubocurarin, die alle die sekretionssteigernde Wirkung von ACh (10 µg/ml) zu hemmen vermögen (Abb. 21, 22, 23; Tab. 8). Auch Wechselwirkungen von Chloroform mit Histaminrezeptoren wurden untersucht. Histamin führt in einer Dosierung von $10^{-4}$ g/ml zu einer mäßigen

Steigerung der KA-Sekretion der isolierten Nebennieren (s. Tab. 4). Das Antihistaminicum Pheniramin (2,5 · 10$^{-5}$ g/ml) bewirkt eine 73%ige Blokkade ($p < 0,005$) der KA-Freisetzung, die durch eine Histamindosis von 3 · 10$^{-4}$ g/ml hervorgerufen wird.

Schließlich wurde geprüft, ob der Chloroformeffekt durch das membranabdichtende Cocain gehemmt werden kann. Gegenüber ACh ist dieser Cocain-Effekt (Dosis 5 · 10$^{-5}$ g/ml) deutlich nachweisbar (Tab. 8). Die Ergebnisse, die bei Prüfung dieser Inhibitoren gegenüber einer Chloroform-Standarddosis von 7,4 · 10$^{-4}$ g/ml erzielt wurden, sind in Tabelle 5 enthalten. Keine der angeführten Hemmsubstanzen vermag den Chloroform-

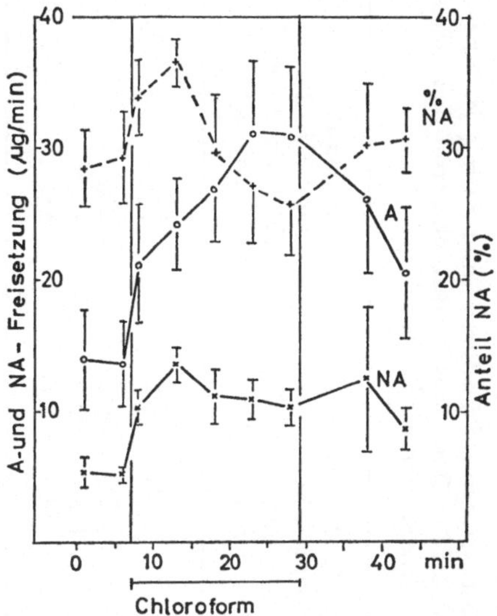


Abb. 17. NA- und A-Freisetzung bei Stimulation mit Chloroform (1,47 · 10$^{-3}$ g/ml; $n = 4$) – – –: %-Anteil NA an der Summe der NA- und A-Freisetzung

effekt zu blockieren, so daß die direkt stimulierende Wirkung dieses Narkoticums über einen anderen Mechanismus erklärt werden muß.

Zur Prüfung der Frage, ob der beobachtete Chloroformeffekt auf den physiko-chemischen Eigenschaften dieses Narkoticums, d. h. seiner Lipoidlöslichkeit und seiner Oberflächenaktivität beruht, wurde analog die Wirkung von $n$-Heptan, das eine noch geringere Polarität aufweist, untersucht. Es zeigt sich, daß Heptan in einer Konzentration von 2,7 · 10$^{-4}$ g/ml nicht in der Lage ist, die KA-Freisetzung aus den Nebennieren zu steigern. Höhere Dosen konnten aufgrund der schlechten Wasserlöslichkeit dieses organischen Lösungsmittels in dem Perfusionsmedium nicht gelöst werden.

**5. Urethan.** In Abbildung 18 ist dargestellt, daß die KA-Sekretion des Nebennierenmarks auch bei Zusatz dieses Narkoticums (Dosis: 2 · 10$^{-3}$ g/ ml) zum Perfusionsmedium ansteigt. Durchschnittlich beträgt diese Zu-

Tabelle 5. Prüfung des Hemmeffektes einiger Hemmsubstanzen auf die durch Chloroform $(7,4 \cdot 10^{-4}$ g/ml) hervorgerufene Stimulation des NN-Marks. Jede NN wurde mit ACh $(10^{-5}$ g/ml) auf ihre Funktionsfähigkeit überprüft (letzte Spalte). Für jede Substanz wurden 4 Nebennieren perfundiert

| Hemmsubstanz | Dosis g/ml | %-Anstieg der KA-Freisetzung bei Stimulation mit $CHCl_3$ | | Änderung des stimul. $CHCl_3$-Effekts unter der Hemmsubstanz | $p$-Wert | %-Anstieg der KA-Freisetzung bei Stimulation mit ACh |
|---|---|---|---|---|---|---|
| | | ohne Hemmsubstanz | mit Hemmsubstanz | | | |
| Trimethaphan | $3 \cdot 10^{-5}$ | $55,2 \pm 10,3$ | $43,7 \pm 10,2$ | $-21\%$ | $> 0,3$ | $100,8 \pm 23,2$ |
| Atropin | $3 \cdot 10^{-5}$ | $59,9 \pm 19,7$ | $59,6 \pm 11,5$ | $- 1\%$ | $> 0,5$ | $141,0 \pm 54,0$ |
| Dimethyltubocurarin | $10^{-5}$ | $137,4 \pm 39,0$ | $92,0 \pm 30,6$ | $-33\%$ | $> 0,3$ | $267,2 \pm 85,3$ |
| Pheniramin | $2,5 \cdot 10^{-5}$ | $90,2 \pm 22,6$ | $115,9 \pm 22,0$ | $+29\%$ | $> 0,3$ | $556,1 \pm 162,4$ |
| Cocain | $5 \cdot 10^{-5}$ | $44,2 \pm 6,5$ | $42,8 \pm 7,8$ | $- 3\%$ | $> 0,5$ | $157,3 \pm 23,1$ |

nahme 36%, wie aus Tabelle 4 zu ersehen ist. Abbildung 19 läßt erkennen, daß dieser Effekt in Abhängigkeit von der Dosierung ansteigt.

Die Prüfung, in welchem Maße A- und NA-Granula enthaltende Zellen an dieser Wirkung beteiligt sind, wurde mit einer hohen Urethandosis $(8 \cdot 10^{-3}$ g/ml), die zu einer erheblich gesteigerten KA-Freisetzung führt,

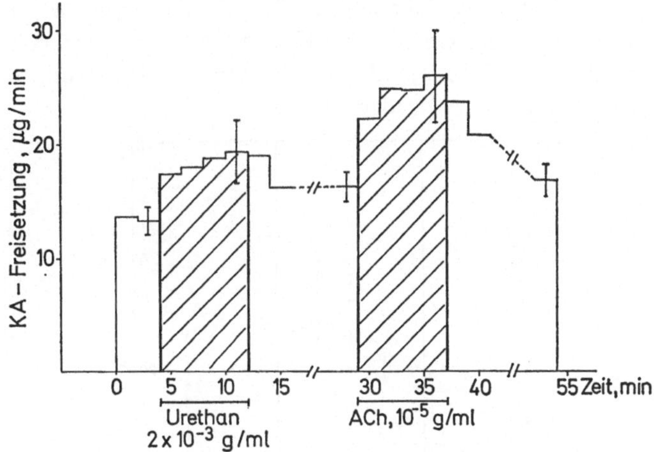


Abb. 18. KA-Freisetzung bei Stimulation mit Urethan ($n = 5$)

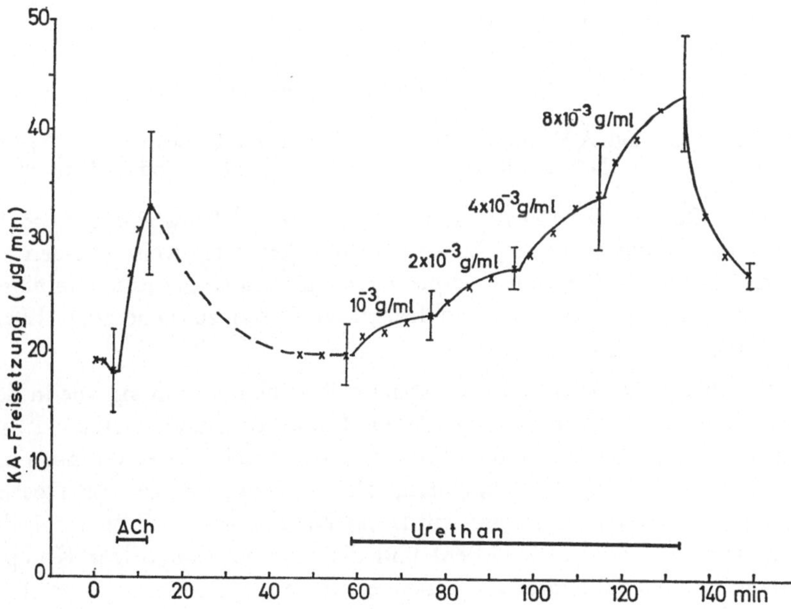


Abb. 19. KA-Freisetzung bei Stimulation mit Urethan in steigender Dosierung
($n = 3$)

vorgenommen (Abb. 20). Die dabei aufgenommenen Kurven lassen einen deutlich anderen Verlauf als bei der Chloroform-Stimulation (vgl. Abb. 17) erkennen. Die Wirkungsgeschwindigkeit auf die NA-Zellen ist deutlich geringer als bei Chloroform, und der Maximaleffekt sowohl auf die A-Zellen als auch auf die NA-Zellen ist 15 min nach Beginn der Perfusion mit Urethan zu beobachten. Dieses Narkoticum besitzt anscheinend eine etwas größere Wirkungsstärke auf die NA-Zellen, denn der prozentuale Anteil dieses Amins an der Gesamt-KA-Freisetzung steigt von 17,1 auf maximal 24,2% an. Nach Beendigung der Urethaneinwirkung nimmt die Sekretion von NA und A wieder ab.

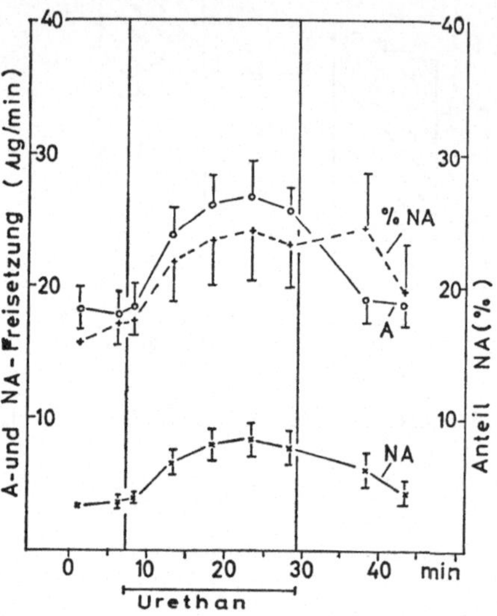


Abb. 20. NA- und A-Freisetzung bei Stimulation mit Urethan ($8 \cdot 10^{-3}$ g/ml; $n = 4$) – – – = % NA-Anteil an der Summe der NA- und A-Freisetzung

Auch für Urethan ($4 \cdot 10^{-3}$ g/ml) lassen sich bei Einwirkung verschiedener Hemmsubstanzen der KA-Freisetzung keine Hinweise auf den zugrunde liegenden Mechanismus gewinnen. Sämtliche geprüften Inhibitoren besitzen gegenüber Urethan keinen statistisch zu sichernden Effekt (s. Tab. 6).

**6. Übrige Narkotica.** In der gleichen Versuchsanordnung wie in den Abbildungen 14, 15 und 18 für Äther, Chloroform und Urethan dargestellt, wurden zahlreiche andere Narkotica aus verschiedenen Gruppen untersucht: Halothan, Methoxyfluran, Hexobarbital, Inactin (2 Dosen), Epontol und Ketamin. Ferner wurde das Neurolepticum Droperidol, das Analgeticum Fentanyl (2 Dosen) und die Kombination beider Komponenten Thalamonal geprüft. Wie aus den in Tabelle 7 zusammengestellten Meßwerten hervorgeht, vermögen diese Substanzen die KA-Freisetzung nicht zu steigern.

Tabelle 6. Prüfung des Hemmeffektes einiger Hemmsubstanzen auf die durch Urethan $(4 \cdot 10^{-3}$ g/ml) hervorgerufene Stimulation des NN-Marks. Jede NN wurde mit ACh $(10^{-5}$ g/ml) auf ihre Funktionsfähigkeit überprüft (letzte Spalte). Für jede Hemmsubstanz wurden 4 Rindernebennieren perfundiert

| Hemmsubstanz | Dosis g/ml | %-Anstieg der KA-Freisetzung bei Stimulation mit Urethan ohne Inhibitor | mit Inhibitor | Änderung des stimul. Urethan-Effekts unter der Hemmsubstanz | $p$-Wert | %-Anstieg der KA-Freisetzung bei Stimulation mit ACh |
|---|---|---|---|---|---|---|
| Trimethaphan | $3 \cdot 10^{-5}$ | $32,3 \pm 5,2$ | $36,3 \pm 4,1$ | $+12\%$ | $> 0,5$ | $251,6 \pm 72,1$ |
| Atropin | $3 \cdot 10^{-5}$ | $57,4 \pm 17,8$ | $30,9 \pm 6,8$ | $-46\%$ | $> 0,1$ | $178,2 \pm 27,0$ |
| Dimethyltubocurarin | $10^{-5}$ | $39,8 \pm 4,8$ | $44,1 \pm 8,7$ | $+11\%$ | $> 0,5$ | $106,0 \pm 10,7$ |
| Pheniramin | $2,5 \cdot 10^{-5}$ | $26,6 \pm 6,8$ | $25,4 \pm 6,2$ | $- 5\%$ | $> 0,5$ | $158,3 \pm 17,9$ |
| Cocain | $5 \cdot 10^{-5}$ | $17,6 \pm 2,2$ | $20,9 \pm 4,6$ | $+19\%$ | $> 0,5$ | $76,3 \pm 21,9$ |

Tabelle 7. Einfluß einiger Narkotica auf die KA-Sekretion des NN-Marks. Jede NN wurde mit ACh auf ihre Funktionsfähigkeit geprüft (letzte 3 Spalten jeder Reihe). Für jede Substanz bzw. Substanzkombination wurden 5 Rindernebennieren perfundiert

| Prüfsubstanz | Dosis g/ml | KA-Freisetzung ($\mu$g/min) bei Perfusion mit | | $\varDelta$ KA-Freisetzung unter der Testsubstanz | | $p$-Wert | KA-Freisetzung ($\mu$g/min) bei Perfusion mit | | Anstieg der KA-Freis. |
|---|---|---|---|---|---|---|---|---|---|
| | | Locke | Locke + Testsubstanz | $\mu$g/min | % | | Locke | Locke + ACh | unter ACh (%) |
| Halothan | $1,9 \cdot 10^{-4}$ | $18,5 \pm 0,8$ | $18,7 \pm 0,8$ | $+0,2$ | $+\ 1$ | $>0,5$ | $19,6 \pm 1,3$ | $26,9 \pm 1,0$ | $+\ 37$ |
| Methoxyfluran | $2,1 \cdot 10^{-4}$ | $16,6 \pm 0,5$ | $16,9 \pm 0,5$ | $+0,3$ | $+\ 2$ | $>0,5$ | $15,7 \pm 1,5$ | $26,8 \pm 1,9$ | $+\ 71$ |
| Hexobarbital | $10^{-5}$ | $16,3 \pm 1,0$ | $15,8 \pm 0,7$ | $-0,5$ | $-\ 3$ | $>0,5$ | $16,4 \pm 1,5$ | $35,5 \pm 2,3$ | $+116$ |
| Inactin | $10^{-5}$ | $16,0 \pm 0,7$ | $16,9 \pm 1,0$ | $+0,9$ | $+\ 6$ | $>0,3$ | $17,1 \pm 1,4$ | $37,7 \pm 4,6$ | $+120$ |
| Inactin | $5 \cdot 10^{-5}$ | $22,7 \pm 2,5$ | $27,6 \pm 2,9$ | $+4,9$ | $+22$ | $>0,2$ | $23,3 \pm 4,0$ | $39,9 \pm 5,2$ | $+\ 71$ |
| Propanidid (Epontol) +Mizellophor | $2 \cdot 10^{-5}$ $6,4 \cdot 10^{-5}$ | $16,5 \pm 0,4$ | $16,2 \pm 0,3$ | $-0,3$ | $-\ 2$ | $>0,5$ | $18,7 \pm 1,4$ | $30,6 \pm 1,8$ | $+\ 64$ |
| Ketamin | $5 \cdot 10^{-6}$ | $16,2 \pm 1,7$ | $17,9 \pm 2,1$ | $+1,7$ | $+10$ | $>0,5$ | $15,9 \pm 3,3$ | $35,4 \pm 3,3$ | $+123$ |
| Droperidol | $5 \cdot 10^{-6}$ | $16,1 \pm 1,4$ | $16,1 \pm 1,2$ | $0$ | $0$ | | $15,3 \pm 3,2$ | $42,1 \pm 3,4$ | $+175$ |
| Fentanyl | $5 \cdot 10^{-9}$ | $21,7 \pm 2,1$ | $21,0 \pm 1,6$ | $-0,7$ | $-\ 3$ | $>0,5$ | $19,1 \pm 2,1$ | $41,1 \pm 3,9$ | $+115$ |
| Fentanyl | $5 \cdot 10^{-8}$ | $13,7 \pm 0,7$ | $15,7 \pm 1,1$ | $+2,0$ | $+15$ | $>0,1$ | $15,1 \pm 2,7$ | $29,1 \pm 1,7$ | $+\ 93$ |
| Droperidol (Thalamonal) +Fentanyl | $1,25 \cdot 10^{-6}$ $2,5 \cdot 10^{-8}$ | $20,1 \pm 2,3$ | $21,2 \pm 0,9$ | $+1,1$ | $+\ 5$ | $>0,5$ | $18,3 \pm 0,7$ | $42,6 \pm 5,8$ | $+133$ |

## III. Hemmung der stimulierenden Wirkung von
## Acetylcholin und Nicotin

Da die Funktion des Nebennierenmarks unter physiologischen Bedingungen nerval durch Vermittlung cholinerger Receptoren reguliert wird, wurde an den isolierten Nebennieren untersucht, ob die sekretionssteigernde ACh-Wirkung unter dem Einfluß von Narkotica abgeschwächt wird. Das würde in vivo bereits bei normaler Impulsfrequenz in den Nn. splanchnici einer verminderten KA-Freisetzung aus dem Nebennierenmark entsprechen. Da an der Erregungsübertragung von den Nn. splanchnici auf die chromaffinen Zellen des Nebennierenmarks vor allem nikotinartige cholinerge Receptoren beteiligt sind, wurde für einige Narkotica zusätzlich geprüft, ob auch die sekretionsfördernde Nicotinwirkung inhibiert werden kann.

**1. Trimethaphan.** Die Wirkung des Ganglienblockers Trimethaphan ist in Abbildung 21 dargestellt. Dabei handelt es sich um einen besonders anschaulichen Einzelversuch. Acetylcholin in der Dosis von 30 $\mu$g/ml bewirkt eine Vervierfachung der KA-Freisetzung. Wird dem Perfusionsmedium danach zunächst Trimethaphan in der Dosis $10^{-4}$ g/ml und anschließend zusätzlich noch die gleiche ACh-Dosis wie während der ersten Stimulationsperiode zugesetzt, so kommt es unter diesen Bedingungen zu keinem nennenswerten Anstieg der KA-Sekretion. Wird die Nebenniere später wieder mit der gleichen ACh-Dosis ohne Trimethaphan perfundiert, so ist der ursprüngliche Effekt wieder in vollem Umfang nachzuweisen. Die gute Reproduzierbarkeit der ACh-Wirkung wird bei einer erneuten Perfusion mit dieser Substanz deutlich.

In den übrigen Hemmversuchen mit Trimethaphan wurde die blockierende Wirkung einer Dosis von $10^{-4}$ g/ml gegenüber der Standarddosis von 10 $\mu$g ACh/ml geprüft. Es zeigt sich, daß es unter diesen Bedingungen zu einer vollständigen Hemmung der ACh-Wirkung kommt (Tab. 8). Da die Hemmversuche sich insgesamt über einen Zeitraum von 98 min erstreckten, sinkt die Ruhesekretion der KA bei gleichzeitig abnehmender Konzentration in den Granula im Laufe dieser Zeit ab. Auch die absolute KA-Menge, die auf einen ACh-Reiz freigesetzt wird, sinkt proportional zur Verminderung der Ruhesekretion ab. Wie sich besonders bei der noch länger dauernden Aufnahme der Dosis-Wirkungs-Kurven herausstellte, bleibt jedoch der prozentuale Anstieg der KA-Sekretion unter ACh, bezogen auf die unmittelbar vor der Stimulation gemessene Ruhesekretion, gleich. Daher sind in Tabelle 8 die für die Beurteilung des Hemmeffektes besser geeigneten Prozentwerte enthalten.

Bei Aufnahme der Dosis-Wirkungs-Kurve erweist sich, daß die mittlere Hemmkonzentration von Trimethaphan (ED$_{50}$) gegenüber 10 $\mu$g ACh/ml bei $7 \cdot 10^{-8}$ g/ml liegt (Abb. 22). Diese Konzentration dürfte deutlich geringer sein als die Plasmakonzentration, mit der man nach i.v. Applikation der üblichen Einzeldosis von 0,1–0,3 mg/kg zu rechnen hat.

**2. Atropin.** Abbildung 23 und Tabelle 8 verdeutlichen, daß auch Atropin in einer Dosierung von $10^{-5}$ g/ml den ACh-Effekt fast vollständig zu hemmen vermag. Die mit Hilfe einer Dosis-Wirkungs-Kurve ermittelte $ED_{50}$ für diese Hemmung liegt bei $3 \cdot 10^{-6}$ g/ml (s. Abb. 22). Bei Vergleich dieser Konzentration mit der nach i.v. Injektion von ca. 0,007–0,011 mg/kg

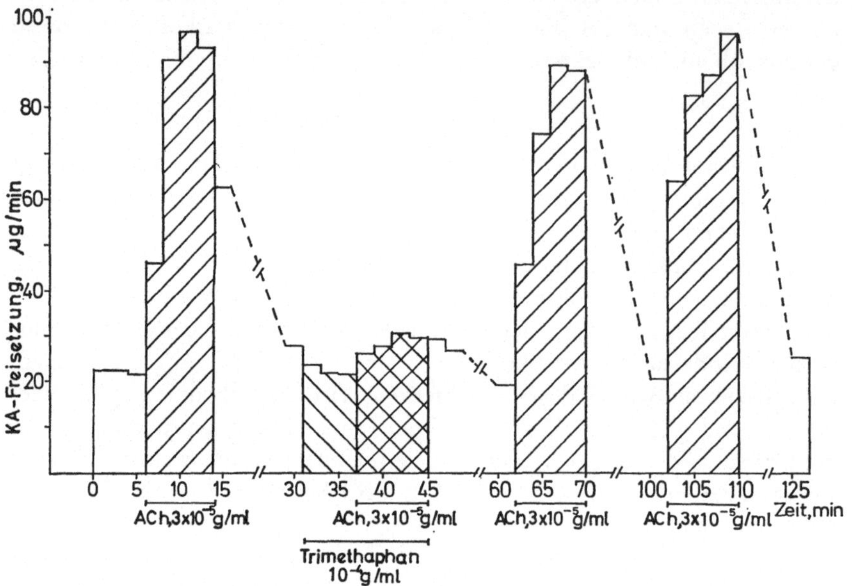


Abb. 21. Hemmung des stimulierenden ACh-Effektes durch Trimethaphan (Einzelversuch)

(übliche Dosis) zu erwartenden Plasmakonzentration ergibt sich, daß die mittlere Hemmkonzentration an der Nebenniere etwa 2 Zehnerpotenzen über der therapeutisch relevanten Konzentration liegen muß. Durch die übliche Atropin-Prämedikation kann die Funktion des Nebennierenmarks also nicht nennenswert beeinträchtigt werden.

**3. Dimethyltubocurarin.** Wie in Tabelle 8 dargestellt, hemmt dieses Muskelrelaxans in Dosen von $10^{-6}$ g/ml und $10^{-5}$ g/ml den ACh-Effekt deutlich. Die mittlere Hemmkonzentration von $5 \cdot 10^{-6}$ g/ml (s. Abb. 22) dürfte jedoch auch bei dieser Substanz etwa um mindestens eine Zehnerpotenz höher liegen als die bei normaler Dosierung (0,05 mg/kg = 1 E/kg) in vivo zu erwartende Plasmakonzentration. Bei den während der Narkose zur Muskelrelaxation applizierten Dosen kann es daher nicht zu einer wesentlichen Hemmung der KA-Freisetzung aus den Nebennieren kommen.

**4. Alcuronium und Pancuronium.** Da bei diesen Muskelrelaxantien nach den Ergebnissen mit Dimethyltubocurarin eine Hemmung des Acetylcholin-Effekts zu erwarten war, wurden für diese Substanzen gleich Do-

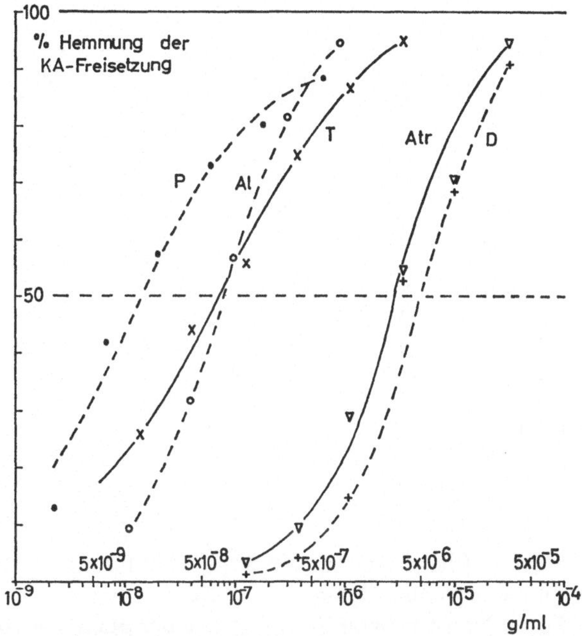


Abb. 22. Prozentuale Hemmung der sekretionssteigernden Wirkung einer ACh-Standarddosis von $10^{-5}$ g/ml durch verschiedene Inhibitoren: Dosis-Wirkungs-Kurven von Trimethaphan (T), Atropin (Atr), Dimethyltubocurarin (D), Alcuronium (Al) und Pancuronium (P). Für jede Hemmsubstanz wurden 3 Rindernebennieren perfundiert

sis-Wirkungs-Kurven aufgenommen, ohne vorher den blockierenden Effekt einer hohen Standarddosis zu prüfen. In Abbildung 22 ist dargestellt, daß die mittlere Hemmkonzentration dieser Substanzen gegenüber 10 $\mu$g ACh/ml erheblich niedriger liegt als die des Dimethyltubocurarins. Sie beträgt für Alcuronium $8 \cdot 10^{-8}$ g/ml und für Pancuronium $1{,}4 \cdot 10^{-8}$ g/ml.

**5. Äther.** Auch in der Versuchsanordnung, die in Abbildung 24 dargestellt ist, erweist sich, daß Äther keinen direkten Einfluß auf das Nebennierenmark ausübt. Aus den in dieser Abbildung und Tabelle 8 ersichtlichen Ergebnissen geht hervor, daß dieses Narkoticum die ACh-Wirkung auf das Nebennierenmark nicht blockiert.

Tabelle 8. Prüfung des Hemmeffektes einiger Substanzen auf die ACh-Stimulation ($10^{-5}$ g/ml) des NN-Marks. Für jede Substanz bzw. Substanzkombination wurden 4 Rindernebennieren perfundiert

| Testsubstanz | Dosis g/ml | %-Anstieg der KA-Freisetzung bei Stimulation mit ACh ohne Testsubstanz | mit | Blockade der ACh-Wirkung (%) | $p$-Wert |
|---|---|---|---|---|---|
| Trimethaphan | $10^{-4}$ | $156{,}7 \pm 14{,}9$ | $- 3{,}9 \pm 2{,}2$ | vollständig | $< 0{,}001$ |
| Atropin | $10^{-5}$ | $108{,}1 \pm 11{,}1$ | $18{,}3 \pm 4{,}7$ | 83 | $< 0{,}001$ |
| Dimethyl-tubocurarin | $10^{-6}$ | $227{,}7 \pm 38{,}0$ | $73{,}9 \pm 32{,}3$ | 68 | $< 0{,}02$ |
| Dimethyl-tubocurarin | $10^{-5}$ | $227{,}7 \pm 38{,}0$ | $29{,}5 \pm 6{,}0$ | 87 | $< 0{,}002$ |
| Cocain | $5 \cdot 10^{-5}$ | $126{,}5 \pm 18{,}8$ | $4{,}2 \pm 2{,}7$ | 97 | $< 0{,}001$ |
| Äther | $1{,}4 \cdot 10^{-3}$ | $148{,}9 \pm 23{,}8$ | $132{,}5 \pm 18{,}0$ | 11 | n.s. |
| Chloroform | $3{,}7 \cdot 10^{-4}$ | $171{,}9 \pm 15{,}6$ | $3{,}5 \pm 3{,}9$ | 98 | $< 0{,}001$ |
| Halothan | $2{,}7 \cdot 10^{-4}$ | $179{,}5 \pm 28{,}7$ | $34{,}5 \pm 11{,}4$ | 81 | $< 0{,}001$ |
| Methoxyfluran | $2{,}1 \cdot 10^{-4}$ | $183{,}3 \pm 31{,}5$ | $0{,}4 \pm 1{,}2$ | vollständig | $< 0{,}001$ |
| Propanidid (Epontol) +Mizellophor | $2 \cdot 10^{-5}$ $6{,}4 \cdot 10^{-5}$ | $146{,}9 \pm 16{,}7$ | $49{,}6 \pm 4{,}6$ | 66 | $< 0{,}001$ |
| Inactin | $5 \cdot 10^{-5}$ | $203{,}2 \pm 32{,}4$ | $10{,}1 \pm 4{,}6$ | 95 | $< 0{,}001$ |

**6. Chloroform.** Wie die in Tabelle 8 und Abbildung 25 dargestellten Versuchsergebnisse erkennen lassen, führt Chloroform in der Dosierung von $3{,}7 \cdot 10^{-4}$ g/ml (entsprechend 37 mg%) zu einer praktisch vollständigen Hemmung des ACh-Effektes auf die KA-Freisetzung der Nebennieren. Für die mittlere Hemmkonzentration dieses Narkoticums wurde mit Hilfe einer Dosis-Wirkungs-Kurve (Abb. 26) ein Wert von $6 \cdot 10^{-5}$ g/ml (entsprechend 6 mg%) ermittelt. Diese $ED_{50}$ liegt erheblich niedriger als die in vivo bei Meerschweinchen gemessene Blutkonzentration von 18–20 mg% (s. Abb. 8), so daß die blockierende Wirkung dieses Narkoticums gegenüber dem ACh-Effekt während der Narkose voll zur Geltung kommen kann.

Zur Prüfung der Frage, ob Chloroform mit nicotinartigen Receptoren an den chromaffinen Zellen interferiert, wurde das Narkoticum in prinzipiell der gleichen Versuchsanordnung wie bei ACh-Stimulation untersucht. Der einzige Unterschied im zeitlichen Ablauf bestand darin, daß Nicotin – abgesehen von seiner größeren Wirkungsstärke – länger als ACh wirkt und daher die Intervalle zwischen den einzelnen Stimulationsperioden um 15 min verlängert werden mußten. Auch nach dieser Zeit war der Nicotineffekt noch nicht in allen Fällen vollständig abgeklungen, so daß die auf den Nicotinexperimenten beruhenden Abbildungen einen unruhigeren Verlauf als die ACh-Bilder erkennen lassen. Die längere Wirkungsdauer von Nicotin bewirkt auch, daß zuweilen kurz nach Absetzen dieser Substanz noch höhere KA-Werte als während der unmittelbaren Exposition gemessen werden oder daß die KA-Sekretion zunächst gleich bleibt (Abb. 27, 29, 31, 33). Die Versuche mit Nicotin haben ergeben, daß Chloroform auch gegenüber dieser Substanz einen inhibitorischen Effekt ausübt (Abb. 27).

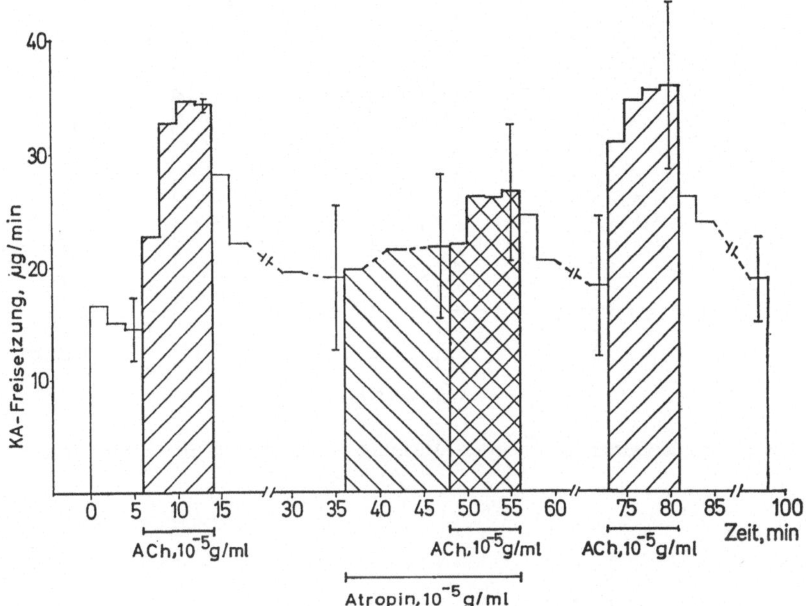


Abb. 23. Hemmung der sekretionssteigernden Acetylcholinwirkung durch Atropin ($n = 4$)

**7. Halothan.** Aus Abbildung 28 und Tabelle 8 ist ersichtlich, daß Halothan in einer Konzentration von $2,7 \cdot 10^{-4}$ g/ml (entsprechend 27 mg%) ebenfalls die sekretionssteigernde ACh-Wirkung hemmt. Diese Blockade ist bei einer Konzentration des Narkoticums von $1,9 \cdot 10^{-4}$ g/ml (19 mg%) auch gegenüber Nicotin nachweisbar (Abb. 29). Die mittlere Hemmkonzentration gegenüber 10 $\mu$g ACh/ml beträgt $5 \cdot 10^{-5}$ g/ml (5 mg%; s. Abb. 26) und liegt damit etwa 3- bis 4mal niedriger als die bei Meerschweinchen während der Narkose gemessenen Werte von 14–21 mg% (vgl. Abb. 11). Daher gilt auch für Halothan, daß die Funktion des Nebennierenmarks bei üblicher Dosierung deutlich gehemmt wird.

**8. Methoxyfluran.** Dieses Narkoticum führt in der geprüften Dosierung von $2,1 \cdot 10^{-4}$ g/ml (21 mg%) zu einer vollständigen Hemmung des sekretionssteigernden ACh- und Nicotineffektes (Tab. 8, Abb. 30 und 31).

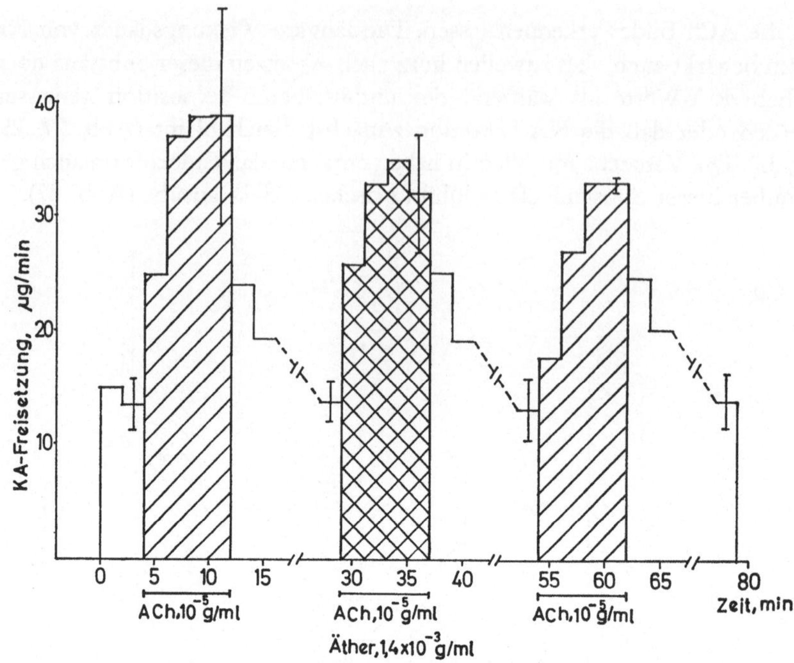

Abb. 24. Fehlen einer hemmenden Wirkung von Äther auf die Sekretionssteigerung durch ACh ($n = 4$)

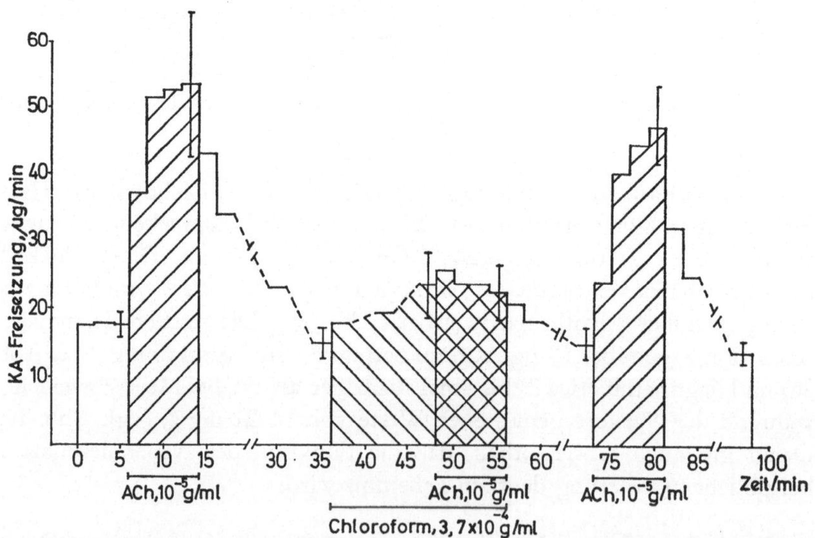

Abb. 25. Hemmung der sekretionssteigernden ACh-Wirkung durch Chloroform
($n = 4$)

Die mittlere Hemmkonzentration gegenüber der üblichen ACh-Dosis (Abb. 26) liegt mit $2 \cdot 10^{-5}$ g/ml (2 mg%) etwa eine Zehnerpotenz unter der während der Narkose meßbaren Blut-Konzentration.

**9. Epontol.** Da die in den Epontol-Ampullen enthaltene Substanz Propanidid nur mit Hilfe des Lösungsvermittlers Mizellophor in wäßriger Lösung appliziert werden kann und somit in vivo gleichzeitig beide Kom-

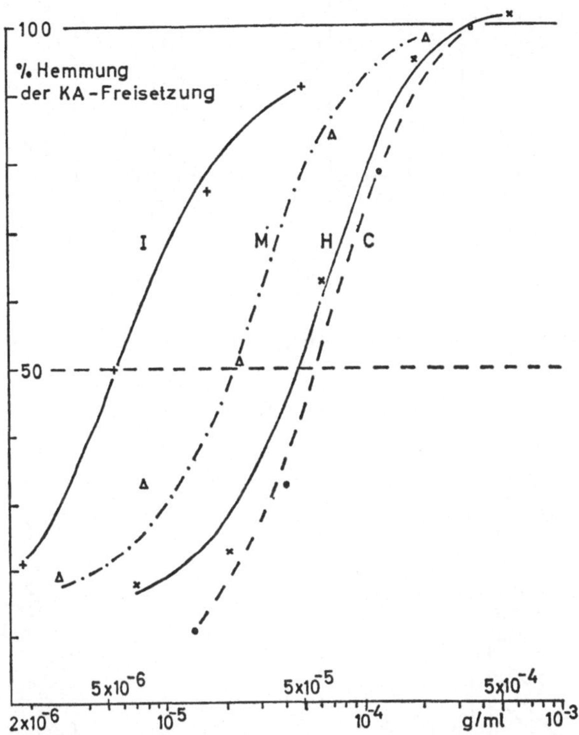


Abb. 26. Prozentuale Hemmung der sekretionssteigernden Wirkung einer ACh-Standarddosis von $10^{-5}$ g/ml durch verschiedene Narkotica: Dosis-Wirkungs-Kurven von Inactin (I), Methoxyfluran (M), Halothan (H) und Chloroform (C). Für jedes Narkoticum wurden 3 Rindernebennieren perfundiert

ponenten einwirken, wurde auch für die Hemmversuche in vitro ein bestimmtes Volumen Epontol-Lösung eingesetzt. Die Propanidid-Konzentration im Perfusionsmedium liegt im oberen Bereich der nach i.v. Injektion der üblichen Dosis von 5–7 mg/kg in den ersten Minuten zu erwartenden Plasmakonzentration. Es zeigt sich, daß sowohl der ACh- als auch der Nicotineffekt deutlich abgeschwächt werden (Tab. 8, Abb. 32 und 33). Bei den

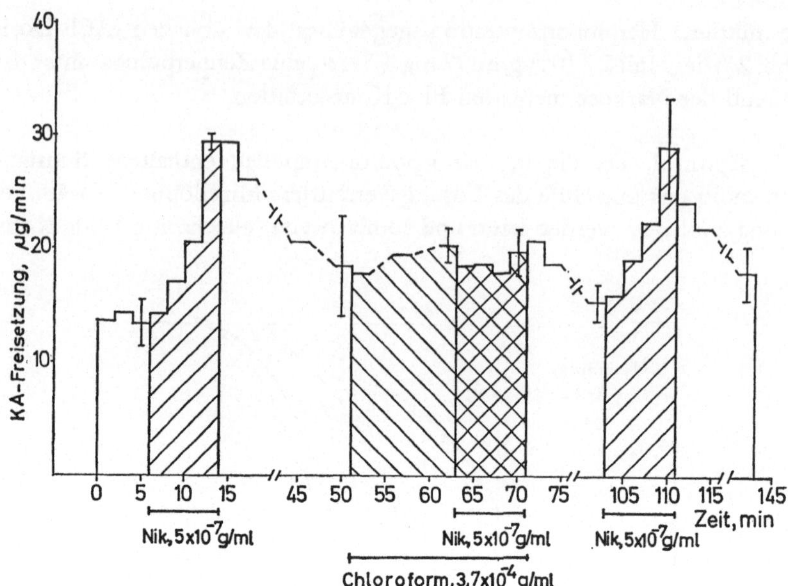



Abb. 27. Hemmung der sekretionssteigernden Nicotinwirkung durch Chloroform ($n = 3$)

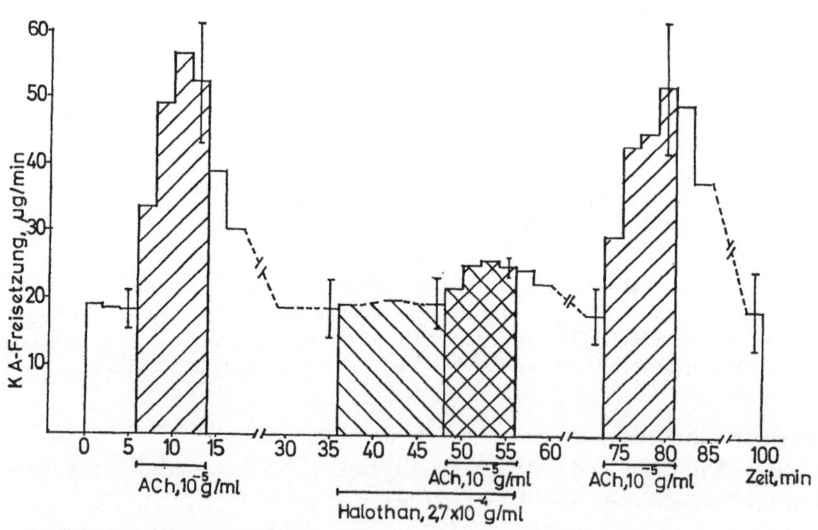



Abb. 28. Hemmung der sekretionssteigernden ACh-Wirkung durch Halothan ($n = 4$)

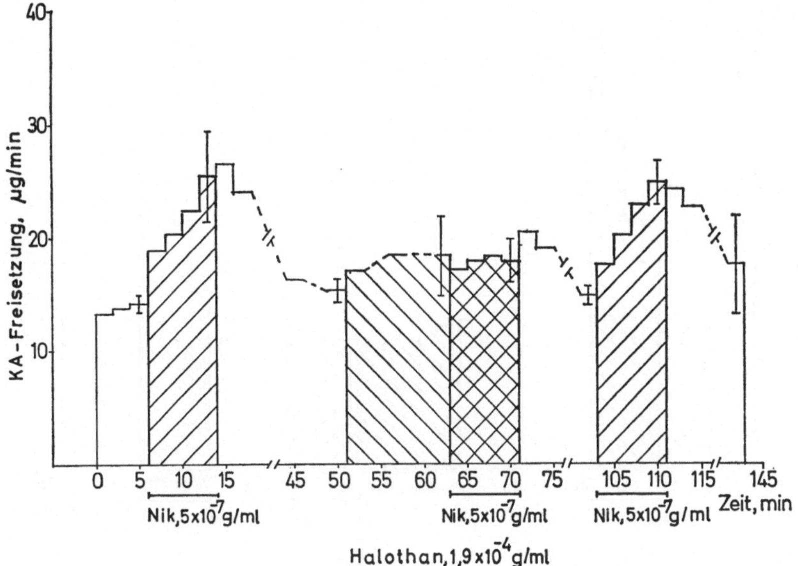



Abb. 29. Hemmung der sekretionssteigernden Nicotinwirkung durch Halothan
($n = 3$)

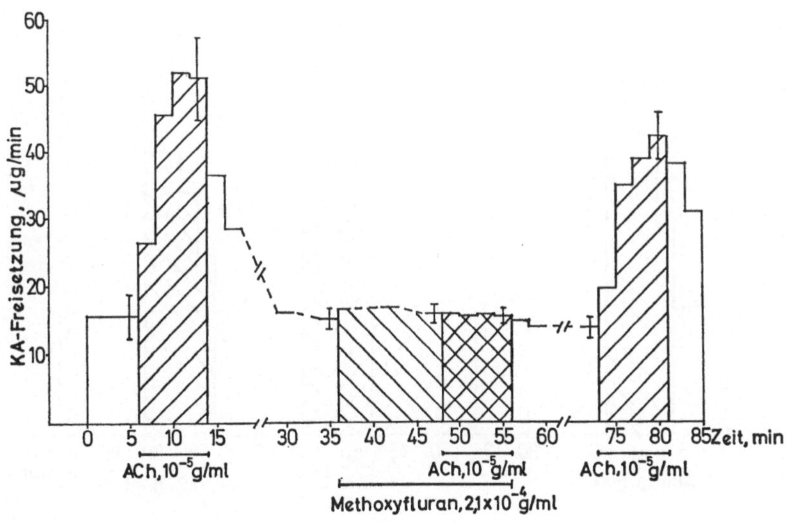



Abb. 30. Hemmung der sekretionssteigernden ACh-Wirkung durch Methoxyfluran ($n = 4$)

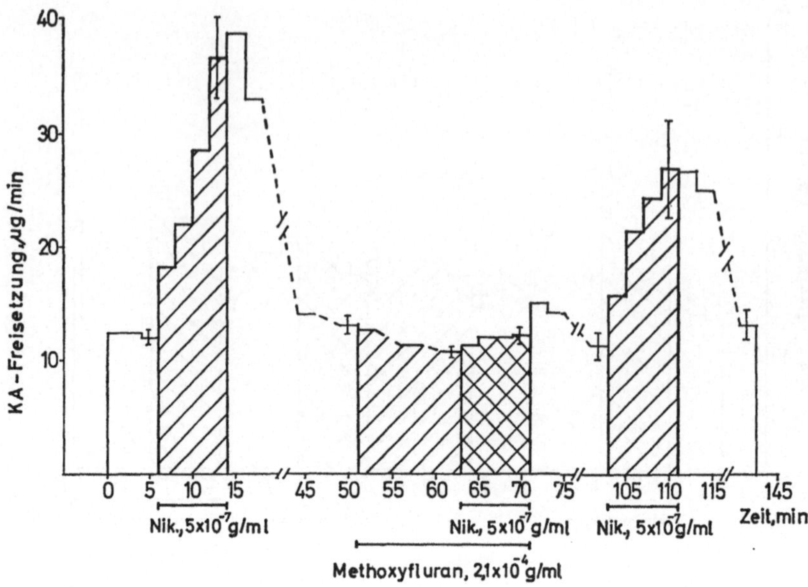



Abb. 31. Hemmung der sekretionssteigernden Nicotinwirkung durch Methoxy-fluran ($n = 3$)

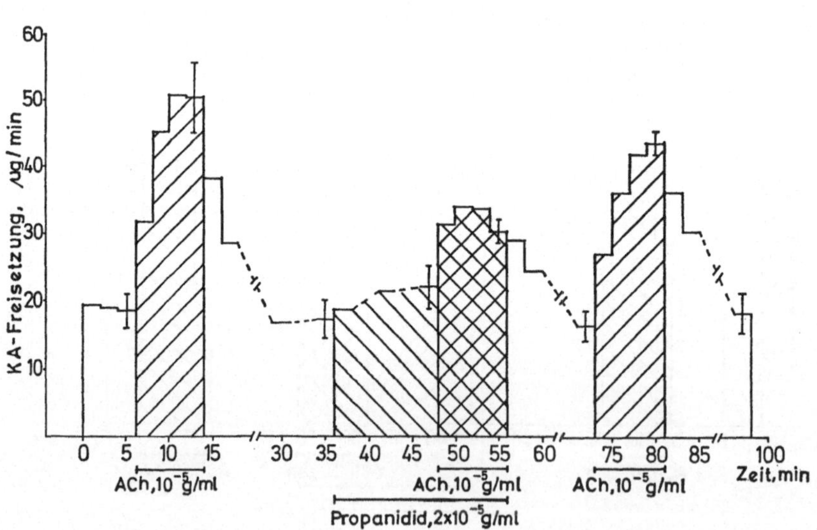



Abb. 32. Hemmung der sekretionssteigernden ACh-Wirkung durch Epontol (Propanidid $2 \cdot 10^{-5}$ g/ml + Mizellophor $6,4 \cdot 10^{-5}$ g/ml; $n = 4$)

Nicotinversuchen fällt auf, daß die Wirkungsstärke dieser Substanz auf die chromaffinen Zellen auch nach Absetzen von Epontol noch deutlich vermindert ist.

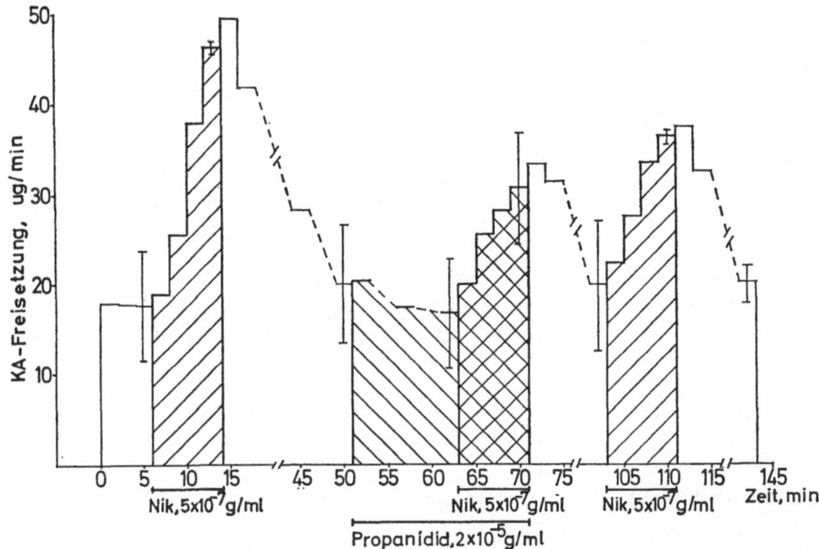


Abb. 33. Hemmung der sekretionssteigernden Nicotin-Wirkung durch Epontol (Propanidid $2 \cdot 10^{-5}$ g/ml + Mizellophor $6,4 \cdot 10^{-5}$ g/ml; $n = 3$)

Tabelle 9. Prüfung des Hemmeffektes einiger Narkotica auf die ACh-Stimulation ($10^{-5}$ g/ml) des NN-Marks. Für jede Substanz bzw. Substanzkombination wurden 4 Rindernebennieren perfundiert

| Testsubstanz | Dosis g/ml | %-Anstieg der KA-Freisetzung bei Stimulation mit ACh | | Blockade der ACh-Wirkung (%) | $p$-Wert |
|---|---|---|---|---|---|
| | | ohne Testsubstanz | mit | | |
| Urethan | $2 \cdot 10^{-3}$ | $242,2 \pm 18,7$ | $288,2 \pm 9,1$ | keine | $> 0,05$ |
| Hexobarbital | $10^{-5}$ | $121,7 \pm 19,8$ | $106,9 \pm 24,0$ | 12 | $> 0,5$ |
| Ketamin | $5 \cdot 10^{-6}$ | $102,9 \pm 12,7$ | $73,0 \pm 14,8$ | 29 | $> 0,1$ |
| Droperidol | $5 \cdot 10^{-6}$ | $187,5 \pm 32,1$ | $185,1 \pm 32,0$ | 1 | $> 0,5$ |
| Fentanyl | $5 \cdot 10^{-9}$ | $80,4 \pm 10,9$ | $87,8 \pm 10,8$ | keine | $> 0,5$ |
| Fentanyl | $5 \cdot 10^{-8}$ | $204,9 \pm 44,5$ | $200,9 \pm 63,6$ | 2 | $> 0,5$ |
| Droperidol (Thalamonal) + Fentanyl | $1,25 \cdot 10^{-6}$ $2,5 \cdot 10^{-8}$ | $220,8 \pm 31,9$ | $159,4 \pm 64,5$ | 28 | $> 0,3$ |

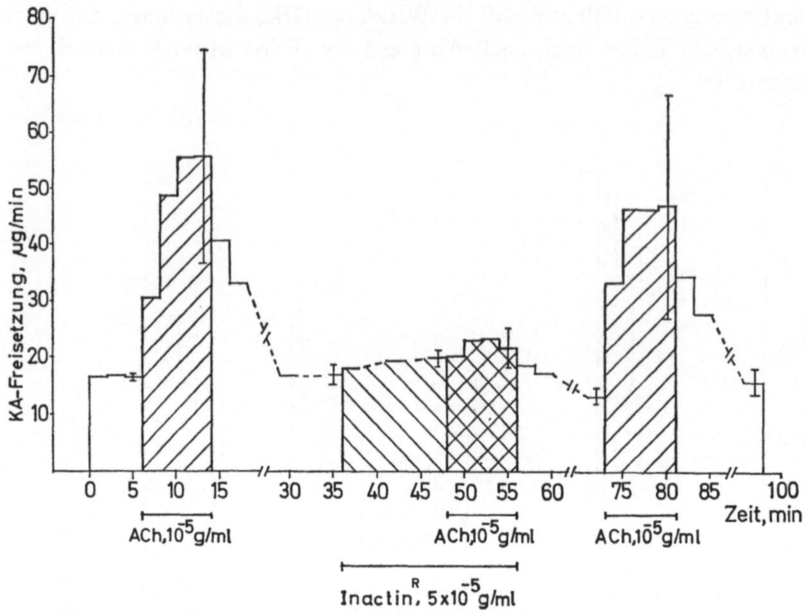



Abb. 34. Hemmung der sekretionssteigernden ACh-Wirkung durch Inactin ($n = 4$)

**10. Inactin.** Auch für dieses Kurznarkoticum läßt sich bei einer Konzentration von $5 \cdot 10^{-5}$ g/ml, die während der ersten Minuten nach i.v. Applikation der üblichen Dosis von 5 mg/kg im Plasma erreicht werden kann, ein praktisch vollständiger Hemmeffekt auf die ACh-Stimulation der KA-Sekretion nachweisen (Tab. 8, Abb. 34). Die $ED_{50}$ für diese Hemmung liegt bei $6 \cdot 10^{-6}$ g/ml (Abb. 26).

**11. Übrige Substanzen.** Die Ergebnisse der Hemmversuche mit den übrigen geprüften Narkotica sind in Tabelle 9 eingetragen. Für keine dieser Substanzen ließ sich ein inhibitorischer Effekt auf die ACh-Stimulation nachweisen.

# Diskussion

## A. Versuchsanordnungen und Katecholamin-Normal-
## werte in den untersuchten Organen

Durch Vergleich direkter Analysen der Katecholamin-Konzentrationen in vivo mit Perfusionsversuchen an isolierten Rindernebennieren läßt sich die Funktion des Nebennierenmarks während verschiedener Narkoseverfahren gut beurteilen. Bei den in vivo-Versuchen können als Kriterium der Katecholamin-Sekretion des Nebennierenmarks, abgesehen von einer Abnahme der Konzentration in diesem Organ selbst, gleichzeitige Änderungen des Katecholamin-Gehalts in sympathisch innervierten Organen, z. B. Herzen, herangezogen werden. Änderungen der Noradrenalin- und Adrenalin-Konzentration im Myokard bei Einwirkung von Pharmaka lassen auch dann Rückschlüsse auf eine Mitbeteiligung des Nebennierenmarks zu, wenn solche Messungen bei adrenalektomierten und scheinoperierten Tieren vorgenommen werden. Diesem Vorgehen liegt die Beobachtung zugrunde, daß schon unter normalen Bedingungen ein Teil der im Myokard nachgewiesenen Katecholamine aus den Nebennieren stammt (IVERSEN, 1965a; THORP und COBBIN, 1967) und daß mithin sympathisch innervierte Gewebe zirkulierende Katecholamine aus dem Blut aufzunehmen vermögen. Die physiologische Bedeutung dieser Aufnahme endogener oder exogener Katecholamine in die Gewebespeicher bei erhöhter Katecholamin-Konzentration im Blut liegt in der Inaktivierung der Amine, da sie auf diese Weise der Reaktion mit den adrenergen Receptoren der Organe entzogen werden.

Erste Hinweise auf diesen Mechanismus konnten RAAB und GIGEE (1955) erarbeiten, indem sie Hunden Adrenalin (bis zu 10 mg/kg) intraperitoneal injizierten und anschließend mit einer relativ unspezifischen colorimetrischen Methode eine erhöhte Konzentration im Herzen nachweisen konnten. Mit Hilfe spektrofluorometrischer Meßmethoden und mit isotopenmarkiertem Adrenalin und Noradrenalin konnte später am Ganztier, an isolierten Organen und an Gewebeschnitten eindeutig gezeigt werden, daß die untersuchten sympathisch innervierten Organe zirkulierende Katecholamine in ihre Speicher aufnehmen (AXELROD *et al.*, 1959; WHITBY *et al.*, 1960, 1961; DENGLER *et al.*, 1961a und b; STRÖMBLAD und NICKERSON, 1961; IVERSEN und WHITBY, 1962; KOPIN *et al.*, 1962; KOPIN und GORDON, 1963; IVERSEN, 1963; ANDÉN, 1964; IVERSEN, 1965a und b; LIGHT-

MAN und IVERSEN, 1969). Aus den Experimenten von IVERSEN (1963, 1965a) ging weiterhin hervor, daß tritiummarkiertes Noradrenalin in mindestens zwei verschiedene Kompartimente aufgenommen wird. Diese Schlußfolgerung wurde aus der Untersuchung der Aufnahmekinetik bei Perfusion isolierter Rattenherzen mit Adrenalin- und Noradrenalin-Konzentrationen bis zu 1 $\mu$g/ml gezogen, wobei markierte Katecholamine mit zwei Geschwindigkeitskomponenten ins Herz aufgenommen werden. Die anfängliche Aufnahmegeschwindigkeit liegt hoch mit einer Halbwertszeit zwischen 3 und 5 min, während die langsame Komponente eine Halbwertszeit von 20–30 min aufweist. Dabei besitzt Noradrenalin eine mehr als doppelt so große Affinität zum Aufnahmemechanismus. Versuche, in denen die Spontanfreisetzung des ins Herz aufgenommenen $^3$H-Noradrenalins verfolgt wurde, zeigten, daß auch die Freisetzung aus mehreren Kompartimenten erfolgt. So ließ sich für Meerschweinchen die Halbwertszeit der Noradrenalin-Abgabe aus dem „easily available pool" anhand der mehrphasig verlaufenden Abnahme der spezifischen Aktivität des Myokards auf etwa 4 Std berechnen. Die Halbwertszeit der protrahiert verlaufenden Freisetzung aus dem „pool" mit festerer Bindung beträgt 20 Std (MONTANARI *et al.*, 1963).

Grundlage für die Beurteilung der Nebennierenfunktion in unserer Versuchsanordnung ist eine zuverlässige Bestimmungsmethode von Noradrenalin und Adrenalin. Unsere Messungen der Katecholamin-Konzentrationen in den einzelnen Organen haben in mehreren Bestimmungsreihen für Kontrolltiere gut übereinstimmende Werte erbracht. Diese Feststellung gilt nicht uneingeschränkt für den Noradrenalin-Gehalt in Rattenherzen. Bei Vergleich unserer Normalwerte mit den in der Literatur angegebenen Konzentrationen in Herzen und Nebennieren von Meerschweinchen (z. B. EULER, 1956; UDENFRIEND, 1962; ANTON und SAYRE, 1964; SCRIABINE *et al.*, 1965; MITCHELL und OATES, 1970) und in Herzen von Ratten (z. B. HÖKFELD, 1951; MONTAGU, 1957; UDENFRIEND, 1962; ANTON und SAYRE, 1964; THOENEN und TRANZER, 1968) ergibt sich, daß sie innerhalb der dort angeführten Schwankungsbreite liegen. Für die Noradrenalin-Konzentration im Myokard von Ratten sind auch in der Literatur bei Anwendung ähnlicher, zuverlässiger Bestimmungsmethoden stark voneinander differierende Angaben zu finden (s. Tab. 10). Die Ursachen dieser Diskrepanzen könnten in wesentlichen Konzentrationsunterschieden zwischen den einzelnen Inzuchtstämmen liegen. Außerdem müssen jahreszeitliche und klimatisch bedingte sowie Altersunterschiede diskutiert werden. Falsche Meßergebnisse aufgrund dieser Faktoren lassen sich jedoch leicht vermeiden, wenn man grundsätzlich – wie in unseren Versuchen – für jedes Experiment Kontrollwerte beim gleichen Tiermaterial mitbestimmt.

Die Gesamt-Katecholamin-Konzentration in den Rindernebennieren erreicht bei unseren Messungen mit 4,58 mg/g praktisch den gleichen Wert, wie er von EULER (1956) und von GARRET *et al.* (1965) angegeben worden war. Der von uns ermittelte Noradrenalin-Anteil (28,5%) stimmt gut mit den älteren Messungen von EULER (1956) und den bei HOLTZ (1960) zitierten Autoren überein, während GARRET *et al.* (1965) auf einen sehr viel geringeren Noradrenalin-Anteil von 15% kommen. Zu letzteren Messungen muß jedoch kritisch angemerkt werden, daß sie mit Hilfe biologischer Methoden vorgenommen wurden, die zwar eine bemerkenswert hohe Empfindlichkeit, jedoch eine geringere Spezifität aufweisen. Zahlreiche biologisch aktive Substanzen können bei diesen einfachen biologischen Testmethoden interferieren. Außerdem unterliegt die Empfindlichkeit eines biologischen Testobjektes fast immer erheblichen Schwankungen.

Tabelle 10. Literaturangaben über Noradrenalin-Normalwerte in Rattenherzen (nach steigenden Konzentrationen geordnet)

| Autoren | $\mu$g NA/g Herz |
| --- | --- |
| ANTON und SAYRE (1964) | 0,27 |
| MONTAGU (1957) | 0,53 |
| GOLDMAN und HARRISON (1970) | 0,61 |
| THOENEN und TRANZER (1968) | 1,02 |
| UDENFRIEND (1962) | 1,1 |
| NGAI *et al.* (1969b) | 1,11 |

Auch die Spontansekretion, die wir an den isolierten Nebennieren beobachteten, stimmt gut mit den Literaturangaben überein (HAAG *et al.*, 1961; GARRET *et al.*, 1965; KIRSHNER *et al.*, 1967). Der Noradrenalin-Anteil an der Spontansekretion entspricht dem Noradrenalin-Anteil an der Gesamt-Katecholamin-Konzentration in den Rindernebennieren.

Bemerkenswerterweise bleibt nicht nur die Sekretionsleistung der isolierten Rindernebennieren über lange Zeit nach der Entnahme der Organe gleich, sondern unter geeigneten experimentellen Bedingungen läßt sich auch noch eine beträchtliche Neusynthese von Katecholaminen in den isolierten Organen nachweisen (WINKLER *et al.*, 1971). Diese Autoren beobachteten bereits 3 min nach Injektion von [3]H-Tyrosin in das Perfusionsmedium, daß der überwiegende Teil der Radioaktivität in Form markierter Katecholamine in chromaffinen Granula vorliegt. Außer der Neusynthese von Katecholaminen findet auch noch eine Neusynthese von Chromograninen, den löslichen Proteinen der chromaffinen Granula, statt. 3 min nach Injektion von [3]H-Leucin sind markierte Chromogranine in der Mikrosomenfraktion nachweisbar. 4 Std nach [3]H-Leucin-Injektion befinden sich die markierten Chromogranine in Partikeln, die anscheinend neugebildete chromaffine Granula darstellen.

Da das Perfusionsmedium in unseren Versuchen, ebenso wie in denen von GARRET *et al.* (1965), keine Substrate für die Katecholamin-Neusynthese enthält, findet eine solche nicht in nennenswertem Umfang statt. Nach den Berechnungen von GARRET *et al.* (1965) erscheint es im Gegenteil sogar wahrscheinlich, daß ein Anteil von 10–40% der aus den Granula freigesetzten Katecholamine in den Nebennieren metabolisiert wird.

## B. Morphologische und physiologische Grundlagen der Katecholamin-Sekretion des Nebennierenmarks

Eine befriedigende Interpretation unserer Versuchsergebnisse ist nur auf der Basis der bisherigen Kenntnisse über den Sekretionsmechanismus aus dem Nebennierenmark und über die Regulation der medullären Katecholamin-Freisetzung unter physiologischen Bedingungen möglich. Bekanntlich liegen Adrenalin und Noradrenalin im Nebennierenmark zu 80 bis 90% in kugelförmigen Speichergranula der chromaffinen Zellen vor (BLASCHKO und WELCH, 1953; HILLARP *et al.*, 1953; BLASCHKO *et al.*, 1955; HILLARP, 1960), die je nach Tierart und Entwicklungsstadium der Granula einen Durchmesser von 400–6000 Å aufweisen und durch eine semipermeable Membran gegen das Cytoplasma abgegrenzt sind (LEVER, 1955; SJÖSTRAND und WETZSTEIN, 1956; WETZSTEIN, 1957; DE ROBERTS und VAZ FERREIRA, 1957a und b; HAGEN und BARNETT, 1960; KLEINSCHMIDT und SCHÜMANN, 1961; DE ROBERTIS, 1962). SCHÜMANN (1957) und EADE (1958) konnten mit Hilfe der Ultrazentrifuge spezifisch schwerere von spezifisch leichteren Granula abtrennen, von denen die einen fast auschließlich Noradrenalin, die anderen Adrenalin speichern. Die chromaffinen Zellen enthalten entweder den einen oder den anderen Granulatyp, so daß fluoreszenz-mikroskopisch Adrenalin-Granula-haltige Zellen von Noradrenalin-Granula-haltigen Zellen unterschieden werden können (HILLARP und HÖKFELD, 1953, 1955; ERÄNKÖ, 1955). Mit Hilfe blockierender Pharmaka und der Elektronenmikroskopie hat sich dieser Befund in neueren Arbeiten bestätigen lassen (TRAMEZZANI *et al.*, 1964; WOOD, 1967; RUBIN und MIELE, 1968). In der Differenzierung zwischen verschiedenen Zelltypen dürfte die morphologische Grundlage der von uns beobachteten unterschiedlichen Wirkungsgeschwindigkeit von Chloroform auf die Noradrenalin- und Adrenalin-Sekretion liegen. Offensichtlich besitzt dieses Narkoticum bezüglich seiner sekretionssteigernden Wirkung eine größere Affinität zu den Noradrenalin-Granula enthaltenden Zellen.

Das Nebennierenmark, das entwicklungsgeschichtlich einem sympathischen Ganglion entspricht, wird in seiner Funktion über präganglionäre Fasern der Nn. splanchnici gesteuert (SZYMONOWICZ, 1896; BIEDL, 1897; DREYER, 1899; ELLIOT, 1912). Eine Acetylcholin-Freisetzung an den Nervenendigungen depolarisiert die Membranen der chromaffinen Zellen und soll über den Einstrom von extracellulärem Calcium die Hormonabgabe aus diesen Zellen einleiten (DOUGLAS *et al.*, 1967). Dabei erfolgt die Sekretion über einen Exocytosevorgang, bei dem die Granulamembranen sich mit den Zellmembranen vereinigen und ihren Inhalt direkt in die Umgebung der Zelle freisetzen (DE ROBERTIS und VAZ FERREIRA, 1957b). Die durch nervale Impulse in vivo oder durch Acetylcholin an isolierten Nebennieren über diesen Mechanismus sezernierten Katecholamine werden nicht von cytoplasmatischem Material begleitet, jedoch lassen sich alle löslichen Komponenten der Granula, wie z. B. lösliche Chromogranine, lösliche Dopamin-$\beta$-Hydrolase und Adenin-Nucleotide, im Perfusat oder venösen Blut der stimulierten Drüse nachweisen. Das Verhältnis der einzelnen Komponenten untereinander im Perfusat bzw. venösen Blut stimmt mit demjenigen innerhalb der Granula überein (BANKS und HELLE, 1965; DOUGLAS *et al.*, 1965; BANKS, 1966; DOUGLAS und POISNER, 1966; BLASCHKO *et al.*, 1967; KIRSHNER *et al.*, 1967; VIVEROS *et al.*, 1968). Das in Wasser unlösliche Material der Granula, Lipide, unlösliches Chromogranin und der unlösliche Anteil der Dopamin-$\beta$-Hydrolase, bleibt in der Zelle zurück (POISNER *et al.*, 1967; SCHNEIDER *et al.*, 1967; MALAMED *et al.*, 1968; SERCK-HANSSEN, 1969; VIVEROS *et al.*, 1969a); die Membran der Speichergranula wird nach der Katecholamin-Freisetzung in der Zelle retiniert (VIVEROS *et al.*, 1969b). Aus den Versuchen von VIVEROS *et al.* (1969a) geht weiterhin hervor, daß die Sekretion offensichtlich durch Freisetzung des *gesamten* Inhalts der Speichervesikel stattfindet. Bei neurogener Stimulation setzt das Nebennierenmark sein Inkret anscheinend in Quanten frei (KIRSHNER und VIVEROS, 1970; STJÄRNE, 1970), wobei die Vesikel ihren Inhalt nach dem „Alles oder Nichts"-Gesetz abgeben. Für die Katecholamin-Freisetzung aus dem Nebennierenmark der Katze wurde berechnet, daß jeder schwellenwertige Nervenimpuls, der das Nebennierenmark stimuliert, ein Katecholamin-Quantum freisetzt, das in der Größenordnung dem Inhalt einer Vesikel pro chromaffiner Zelle entspricht (KIRSHNER und VIVEROS, 1970).

## C. Wirkungen cholinerger Agonisten und Antagonisten auf die Katecholamin-Freisetzung des Nebennierenmarks

Die vorangehend zitierten Arbeiten erlauben die Annahme, daß auch in unseren Acetylcholin- und Nicotin-Versuchen an isolierten Nebennieren die Katecholamin-Sekretion über den beschriebenen Exocytosemechanismus abläuft; zwischengeschaltet sind dabei nicotinartige cholinere Receptoren. Ob Succinyldicholin in hoher Dosierung am Nebennierenmark mit nicotinartigen oder mit anderen Receptoren interferiert, kann aufgrund unserer Versuche nicht sicher entschieden werden. Auch im Falle von Succinyldicholin dürfte die von uns beobachtete Katecholamin-Freisetzung des

Nebennierenmarks wahrscheinlich über einen Exocytosemechanismus zustande kommen. Unter den während der Narkose zur Muskelrelaxation applizierten Dosen steigt die Plasmakonzentration wohl kaum längere Zeit über $10^{-5}$ g/ml an.

Diese Konzentration im Perfusionsmedium führt nicht zu einer nennenswerten Steigerung der Katecholamin-Sekretion, so daß es unter normalen Bedingungen wahrscheinlich nicht zu einer Stimulation des Nebennierenmarks durch diese Substanz kommt.

Die vollständige Blockade der acetylcholinbedingten Katecholamin-Sekretion des Nebennierenmarks durch therapeutisch relevante Dosen des Ganglienblockers Trimethaphan entspricht den Erwartungen. Interessanterweise vermögen jedoch auch Atropin, Dimethyltubocurarin, Alcuronium und Pancuronium den Acetylcholin-Effekt vollständig zu hemmen. Dabei interferieren anscheinend auch diese Substanzen mit nicotinartigen Receptoren an den chromaffinen Zellen, doch kann dies noch nicht mit Sicherheit bewiesen werden. Nichtnicotinartige Receptoren (z. B. muskarinartige) sind inzwischen in den Ganglien und Nebennieren eindeutig nachgewiesen worden (TRENDELENBURG, 1967; KAYAALP und McISAAC, 1968; KAYAALP und TÜRKER, 1969), es fragt sich aber, in welchem Umfange diese an der Katecholamin-Freisetzung der chromaffinen Zellen in unserem Modell beteiligt sind.

Die mittlere Hemmkonzentration von Atropin und Dimethyltubocurarin an den isolierten Nebennieren liegt so hoch, daß sie in vivo bei Gabe dieser Substanzen für die Prämedikation bzw. Muskelrelaxation in üblicher Dosierung nicht erreicht wird. Daher kann es durch Applikation dieser Pharmaka vor bzw. während der Narkose normalerweise nicht zu einer Hemmung der Nebennierenfunktion kommen. Die mittlere Hemmkonzentration von Alcuronium und Pancuronium liegt jedoch erheblich niedriger, so daß auf der Basis unserer Befunde eine Blockade der KA-Freisetzung aus dem Nebennierenmark durch klinisch übliche Dosen dieser Substanzen möglich erscheint. Unsere Ergebnisse stehen grundsätzlich in Übereinstimmung mit den Befunden anderer Autoren, die eine mehr oder weniger stark ausgeprägte Ganglienblockade nach Gabe von kompetitiven Muskelrelaxantien beobachteten (Übersicht bei SCHAER, 1972). In diesen Arbeiten wird aber für Alcuronium und Pancuronium ein geringerer ganglioplegischer Effekt angegeben als für *d*-Tubocurarin, so daß anscheinend Unterschiede in der Wirkungsstärke auf das Nebennierenmark und die Ganglien bestehen.

# D. Konzentrationen der Narkotica im Blut und in den Nebennieren sowie Dosierungen bei den Durchströmungsversuchen

Die Dampfnarkotica in unseren in vivo-Versuchen an Meerschweinchen und Ratten wurden so dosiert, daß sie zu einer Narkose im Stadium V–VI nach der für Tierexperimente gültigen Skala von MAGNUS-GIRNDT (GIRNDT, 1932) führen. Diese Narkosetiefe entspricht dem Stadium III der Skala von GUEDEL (1937). Überdies haben wir in unseren ersten Versuchsreihen mit Äther, Chloroform und Halothan die Konzentration dieser Narkotica im Blut bestimmt, so daß sich auch auf dieser Basis die Möglichkeit bietet, unsere Ergebnisse mit denen anderer Autoren an anderen Tierspezies und dem Menschen zu vergleichen. Dabei ergeben sich durchaus gewisse Speziesunterschiede, die vor allem das Narkoticum Chloroform betreffen. In der Literatur werden für den Hund und den Menschen Meßwerte zwischen 30 und 45 mg% angegeben, die etwa doppelt so hoch liegen wie unsere Resultate an Meerschweinchen. Eine sehr gute Übereinstimmung zwischen den eigenen Messungen und der Literatur ergibt sich für Halothan. Die mit verschiedenen Meßmethoden ermittelten Werte schwanken zwischen 15 und 22,5 mg%. Die am Meerschweinchen gemessenen Äther-Konzentrationen von 96 bis 170 mg% (s. Abb. 2) liegen ebenfalls im Bereich der Schwankungsbreite, die am Hund und Menschen ermittelt wurde (CHENOWETH et al., 1962; YOKATA et al., 1967).

Bei unseren in vivo-Versuchen mit Methoxyfluran an Meerschweinchen wurde die Konzentration dieses Narkoticums im Blut nicht bestimmt, jedoch erfolgten Einleitungen und Aufrechterhaltung dieser Narkosen bei den gleichen Konzentrationen in der Einatmungsluft, wie sie für den Menschen angegeben werden. Von anderen Arbeitsgruppen wurden die Methoxyfluran-Konzentrationen im Blut gemessen, die ermittelten Werte liegen im Bereich von 15–45 mg% (CHENOWETH et al., 1962; BAGWELL et al., 1962; LI et al., 1968).

Besonders bemerkenswert im Zusammenhang mit der Frage nach der Funktion des Nebennierenmarks unter dem Einfluß der Dampfnarkotica erscheinen Befunde von CHENOWETH et al. (1962) an Hunden. Diese Autoren bestimmten, abgesehen von den Blutkonzentrationen, den Gehalt zahlreicher Organe an Äther, Chloroform, Halothan und Methoxyfluran nach 2½ Std Narkose. Dabei fiel auf, daß sämtliche Narkotica in besonders hoher Konzentration in den Nebennieren angereichert werden. Der Gehalt in den Nebennieren übertrifft bei sämtlichen untersuchten Substanzen die Konzentration im Gehirn und im Falle von Halothan und Methoxyfluran auch diejenige im Fettgewebe des Omentum majus. Bei Vergleich mit der Plasmakonzentration der Narkotica ergeben sich in den Nebennieren für die untersuchten Substanzen erheblich höhere Werte. Die Faktoren, die angeben, um wieviel die Konzentrationen in den Nebennieren höher liegen als im Blut, betragen für Äther 1,5–1,9, für Chloroform 3,3–4,3, für Halothan 6,4–8,7 und für Methoxyfluran 4,1–5,8.

Bei der Auswahl geeigneter Dosen der Narkotica für die Perfusionsversuche an isolierten Rindernebennieren muß beachtet werden, daß die Substanzen in diesem Falle in einem rein wäßrigen Perfusionsmedium gelöst werden, das zwar in seiner Elektrolytzusammensetzung und seinem pH-Wert mit dem Blutplasma übereinstimmt, das jedoch keine Lipide und kein Eiweiß enthält. Die drei wichtigsten Faktoren, die einen Einfluß auf die Verteilung vieler Narkotica aus dem Blut in die Gewebe ausüben, sind ihre Lipoidlöslichkeit, ihre Proteinbindung und, da es sich beispielsweise bei den Barbituraten um schwache Säuren handelt, ihr Ionisationsgrad. Dieser stimmt im Blut und im Perfusionsmedium überein, weil der pH-Wert in beiden Flüssigkeiten etwa gleich ist. Ebenso dürfte bei Vergleich der Abgabe bestimmter Narkotica aus dem Blut mit derjenigen aus einer rein wäßrigen Lösung die Lipoidlöslichkeit keine wesentliche Rolle spielen. Die Eiweißbindung kann jedoch zu erheblichen zeitlichen und quantitativen Unterschieden der Diffusion in die Gewebe führen, je nachdem ob diese mit Blut oder mit einem wäßrigen Perfusionsmedium bei gleicher Konzentration des Narkoticums durchströmt werden. So wird beispielsweise Thiopental nach Untersuchungen von GOLDBAUM und SMITH (1954) zu 65% an Plasmaproteine gebunden. Daher darf man sich bei Auswahl der Konzentrationen dieses Narkoticums, das chemisch sehr nahe mit dem von uns untersuchten Thiobarbiturat Inactin verwandt ist, für Perfusionsversuche nicht ausschließlich an den Plasmakonzentrationen orientieren. Dennoch bieten die Plasmakonzentrationen unter Berücksichtigung dieser Faktoren von allen verfügbaren Daten noch die sicherste Richtschnur. Standen solche Werte für ein Narkoticum nicht zur Verfügung, durchströmten wir mit einer Konzentration, die ca. 2- bis 5mal höher lag als die in vivo gültige mg/kg-Dosis. Bei Vergleich der in dieser Arbeit verwendeten Konzentrationen mit denen anderer Autoren bei in vitro-Versuchen zeigt sich, daß entweder eine Übereinstimmung besteht, oder daß unsere Werte etwas niedriger liegen und dann den tatsächlichen Konzentrationen besser entsprechen (PRICE und PRICE, 1962; KLAUS, 1967).

## E. Einfluß der Narkotica auf die Katecholamin-Sekretion des Nebennierenmarks

Unsere experimentellen Untersuchungen haben für die geprüften Narkotica sehr unterschiedliche Einflüsse auf die Funktion der chromaffinen Zellen des Nebennierenmarks aufgedeckt. Daraus läßt sich schließen, daß die beobachteten Effekte nicht als allgemeine Folgeerscheinungen der Narkose zu deuten sind, sondern daß die Sekretion von Noradrenalin und

Adrenalin aus dieser Drüse spezifisch durch die einzelnen Narkotica verändert wird. Da hierbei nicht nur quantitative Unterschiede nachzuweisen sind, sondern sekretionsfördernden Substanzen, wie z. B. Äther, hemmende Narkotica, wie Methoxyfluran gegenüberstehen, muß man während verschiedener Narkoseverfahren mit sehr unterschiedlichen Reaktionen des sympatho-adrenalen Systems rechnen.

**a) Injektionsnarkotica.** Die Substanzen, die in dieser Gruppe zusammengefaßt werden, leiten sich in ihrer chemischen Struktur von sehr unterschiedlichen Grundgerüsten ab und werden wegen ihrer raschen Elimination über metabolische und pharmakokinetische Prozesse meist für die Einleitung der Narkose bzw. als „Kurznarkotica" eingesetzt. Zwei Substanzen aus dieser Gruppe, Hexobarbital und Ketamin, lassen die Katecholamin-Sekretion aus den chromaffinen Granula der isolierten Nebenniere unbeeinflußt. Das Thiobarbiturat Inactin führt jedoch zu einer deutlichen Hemmung des Acetylcholin-Effektes am Nebennierenmark. Das gleiche gilt für Epontol, wobei z. Z. noch nicht entschieden werden kann, ob die antagonistische Wirkung durch die Substanz Propanidid oder den Lösungsvermittler Mizellophor hervorgerufen wird. Außerdem besteht die Möglichkeit, daß der beschriebene Hemmeffekt nur bei gleichzeitiger Einwirkung von Propanidid und des Lösungsvermittlers auftritt. Mizellophor enthält die hydrophobe Komponente des ursprünglich als Lösungsvermittler verwendeten Cremophor EL [Anteil der hydrophoben Komponente nach Scholtan und Lie (1966) etwa 84%], das pharmakologisch keineswegs völlig wirkungslos ist. So vermuteten Wirth und Hoffmeister (1965), daß Cremophor EL beim Hund als Histaminliberator wirkt. Dieser Mechanismus spielt beim Menschen keine Rolle, denn Doenicke und Lorenz (1970) konnten nach Injektion von Cremophor EL keine erhöhte Histamin-Konzentration im Plasma messen. Podlesch und Zindler (1965) beobachteten jedoch auf die Injektion von 10 cm³ dieses Emulgators bei 10 Patienten einen geringen Blutdruckabfall, dessen Entstehungsursache offenbleibt. Da also der Lösungsvermittler Cremophor EL sowohl beim Tier als auch beim Menschen Eigenwirkungen besitzt, kann nicht von vornherein ausgeschlossen werden, daß auch der inhibitorische Epontol-Effekt am Nebennierenmark durch das ähnlich zusammengesetzte Mizellophor ausgelöst wird.

Bei Übertragung unserer Versuchsergebnisse an isolierten Nebennieren auf die Verhältnisse in vivo ist zu erwarten, daß eine Hemmung des Acetylcholin-Effektes auch bei unveränderter Impulsfrequenz in den Nn. splanchnici zu einer verminderten Katecholamin-Sekretion der chromaffinen Zellen führt. Unter Ruhebedingungen wird Acetylcholin offensichtlich in minimalen Mengen aus den präganglionären Nervenendigungen freigesetzt, denn nach Denervierung sinkt die Katecholamin-Sekretion des Nebennierenmarks deutlich ab (Vogt, 1952; Kroneberg und Schümann, 1958; Marley und Paton, 1961).

Die gemessene Hemmung der Katecholamin-Freisetzung unter Inactin ist nicht regelmäßig mit Veränderungen der Hämodynamik korreliert. So beobachteten Frey und Benitz (1955), daß der Blutdruck bei Narkoseeinleitung mit Inactin unbeeinflußt bleibt oder ganz geringfügig absinkt, während Nachinjektion durchweg pressorisch wirkt. Auch nach Applikation des am häufigsten untersuchten Thiobarbiturats Thiopental werden Absinken, Gleichbleiben und Anstieg des Blutdrucks beschrieben (Collins, 1955; Price, 1960). Offensichtlich ist die effektiv beobachtete Kreislaufreaktion auf die Injektion eines Thiobarbiturats die Resultante mehrerer z. T. entgegengesetzter Primärwirkungen. So wird beispielsweise das Herz-Minuten-Volumen vermindert (Elder et al., 1955; Etsten und Li, 1955; Pollock et al., 1955), während andererseits der periphere Widerstand durch eine direkte Vasokonstriktion ansteigt (Papper und Bradley, 1942; Elder et al., 1955; Etsten und Li, 1955; Hugin und Eger, 1961). Dieser den Blutdruck entscheidend beeinflussende Effekt ließ sich auch in Durchströmungsversuchen an isolierten Organen nachweisen (Gruber, 1952; Abdel-Samie et al., 1966). Die Vasokonstriktion kommt möglicherweise durch direkte Noradrenalin-Freisetzung aus den Nervenendigungen in den Arterienwänden zustande (Burn, 1959). Unser Befund einer verminderten Aktivität des Nebennierenmarks unter dem Thiobarbiturat Inactin ist als eine der hemmenden Komponenten auf den Blutdruck anzusehen, die dem direkt stimulierenden Effekt am Gefäßsystem entgegenwirken und einen Blutdruckanstieg in der Regel verhindern.

Die Epontol-Wirkung am Nebennierenmark ist unseres Erachtens lediglich von theoretischem Interesse, denn in Anbetracht der nur 66%igen Hemmung der Acetylcholin-Wirkung durch die sehr hohe Propanidid-Konzentration von 20 $\mu$g/ml scheinen klinische Auswirkungen, etwa am Blutdruck, außerordentlich unwahrscheinlich zu sein. Zwar sinkt auch nach Epontol-Injektion der Blutdruck etwa 2 min lang ab (Henschel und Buhr, 1965; Podlesch und Zindler, 1965; Wirth und Hoffmeister, 1965), doch wird für diese Wirkung ein direkter Angriffspunkt am Gefäßsystem diskutiert (Langrehr, 1965). Doenicke et al. (1968) haben die Propanidid-Konzentration im Serum nach Injektion von Epontol (7 mg/kg) gemessen und fanden in zwei Versuchsreihen Maximalwerte von durchschnittlich 14,3 bzw. 14,9 $\mu$g/ml innerhalb der ersten beiden Minuten nach Applikation. Die höchste überhaupt bei einer Versuchsperson ermittelte Konzentration betrug 32,2 $\mu$g/ml. Spätesens nach 25 min war die Propanidid-Plasmakonzentration auf 0 abgesunken. Die effektiven Propanidid-Plasmakonzentrationen liegen sogar noch niedriger, denn der an Plasmaproteine gebundene Anteil beträgt nach Scholtan und Lie (1966) ca. 40% und nach Kurz (1966) sogar etwa 70%.

Aus der Reihe der Injektionsnarkotica untersuchten wir an der isolierten Nebenniere außerdem die für Tiernarkosen sehr gebräuchliche Substanz

Urethan. In diesem Falle stellen unsere Experimente eine gute Ergänzung der Ergebnisse von Spriggs (1965) dar, der den Einfluß dieses Narkoticums auf die Katecholamin-Konzentration in Herz und Nebennieren von scheinoperierten und adrenalektomierten Ratten untersuchte. Dabei beobachtete er, daß Urethan einen Anstieg des myokardialen Katecholamin-Gehaltes verursacht, der durch die Aufnahme von aus den Nebennieren ins Blut freigesetzten Aminen in die Speichergranula des Herzens hervorgerufen wird. Dieser Befund stimmt mit dem von Hökfeld und McLean (1950) überein, die nach 12 Std dauernder Urethannarkose bei Kaninchen eine 40%ige Verarmung der Nebennieren an Adrenalin beobachteten. In einer noch älteren Arbeit von Sataké (1931) wird über einen Anstieg der Adrenalin-Konzentration im Plasma von Hunden nach Urethan-Injektion berichtet. Spriggs (1965) vermutete, daß die gesteigerte Katecholamin-Sekretion aus den chromaffinen Zellen durch eine zentralnervöse Erregung mit gesteigerter Impulsfrequenz in den Nn. splanchnici hervorgerufen wird. Ein Beweis für diese Hypothese ließe sich jedoch nur mit Hilfe von Ganglienblockern oder von Durchschneidungsversuchen der Nn. splanchnici führen. Die sekretionsfördernde Acetylcholin-Wirkung wird jedenfalls, wie unsere Experimente ergeben haben, durch Urethan nicht gehemmt.

Aus unseren Perfusionsversuchen läßt sich weiterhin folgern, daß Urethan auch eine *direkt* stimulierende Wirkung auf die chromaffinen Zellen ausübt. Dabei zeigt sich, daß die Noradrenalin-Granula-haltigen Zellen stärker beeinflußt werden als die Adrenalin-Zellen, denn der Noradrenalin-Anteil an der Gesamt-Katecholamin-Sekretion steigt im Laufe der Einwirkung von Urethan an. Zur Prüfung der Frage, ob Urethan mit cholinergen oder histaminempfindlichen Rezeptoren reagiert, wurden einige Anticholinergica und das Antihistaminicum Pheniramin auf antagonistische Eigenschaften geprüft. Diese Substanzen erwiesen sich jedoch nicht als Antagonisten, daher sind keine Rückschlüsse auf den eigentlichen Wirkungsmechanismus von Urethan auf die Katecholamin-Sekretion möglich. Die Sekretionssteigerung durch dieses Narkoticum läßt sich auch nicht mit der membranstabilisierenden Substanz Cocain hemmen, die ihren Angriffspunkt nicht an den Granulamembranen, sondern an der Zellmembran besitzt (Schümann und Philippu, 1961, 1962; Philippu und Schümann, 1962). Die Konzentration von Cocain im Perfusionsmedium wurde dabei sicher hoch genug gewählt, denn der sekretionssteigernde Acetylcholin-Effekt wurde bei Applikation dieser Dosis vollständig gehemmt. Über den Mechanismus der Urethan-Wirkung können daher bisher nur Vermutungen geäußert werden (s. u. Diskussion der Chloroform-Wirkung)

Die Steigerung der Katecholamin-Freisetzung könnte das für Urethan-Narkosen charakteristische stabile Kreislaufverhalten erklären. Jedoch muß bei Verwendung dieser Substanz als Narkoticum für tierexperimentelle

Untersuchungen des sympathoadrenalen Systems berücksichtigt werden, daß Urethan hier starke Eigenwirkungen besitzt.

**b) Neuroleptanalgesie.** Wegen der großen klinischen Bedeutung der Neuroleptanalgesie wurden die dabei injizierten Substanzen an der isolierten Nebenniere besonders eingehend untersucht. Sowohl die Stimulationsexperimente als auch die Hemmversuche wurden nicht nur mit dem Neurolepticum und dem Analgeticum getrennt durchgeführt, sondern auch die Sekretion bei gleichzeitiger Einwirkung beider Komponenten wurde untersucht. Es ergaben sich aber weder bei den Stimulationsversuchen noch bei Prüfung der Substanzen auf Hemmung des Acetylcholin-Effektes Anhaltspunkte für eine direkte Beeinflussung der chromaffinen Zellen. Auch die in vivo-Versuche an Meerschweinchen erbrachten keine Hinweise auf eine gesteigerte oder gehemmte Funktion des Nebennierenmarks.

Welcher Mechanismus für die Verminderung der Katecholamin-Konzentration im Myokard verantwortlich ist, kann nach den vorliegenden Versuchsergebnissen nicht entschieden werden. Eine ähnliche Konstellation, nämlich verminderte Katecholamin-Konzentration im Myokard bei unveränderten Werten in den Nebennieren, wurde von SPRIGGS (1965) für Pentobarbital beschrieben.

**c) Dampfnarkotica.** Bei Narkosen mit diesen Inhalationsnarkotica wird die Funktion des Nebennierenmarks offensichtlich am stärksten beeinflußt. Während Äther nach den vorliegenden Ergebnissen zu einer gesteigerten Katecholamin-Freisetzung führt, üben Halothan und Methoxyfluran einen rein inhibitorischen Effekt auf die chromaffinen Zellen aus. Chloroform steht insofern zwischen diesen Extremen, als das Wirkungsspektrum dieser Substanz eine stimulierende und eine inhibitorische Komponente umfaßt, die jedoch über verschiedene Mechanismen zum Tragen kommen.

Bei den Analysen der Katecholamin-Konzentrationen in Herz und Nebennieren von Meerschweinchen nach *Äther*-Narkosen von maximal 1 Std Dauer konnten wir beobachten, daß die Konzentrationen in diesen Organen korrelieren. Die Konzentration im Herzen liegt um so höher, je stärker der Katecholamin-Gehalt in den Nebennieren absinkt. Diese Beobachtung läßt die Schlußfolgerung zu, daß während der Äthernarkose Katecholamine aus den chromaffinen Zellen ins Blut freigesetzt werden, aus dem sie dann in die Speicher des Myokards aufgenommen werden. Katecholamin-Messungen nach Äther-Narkosen an scheinoperierten und adrenalektomierten Ratten beweisen, daß die Noradrenalin-Konzentration des Herzens unter diesem Narkoseverfahren tatsächlich nur durch Zufuhr aus den Nebennieren aufrechterhalten werden kann.

In Übereinstimmung mit unserer Vermutung einer gesteigerten Katecholamin-Sekretion der chromaffinen Zellen stehen die einleitend zitierten

Literaturbefunde, wonach im Blut während Äthernarkose bei Hunden und Menschen erhöhte Konzentrationen vor allem an Noradrenalin nachgewiesen werden konnten. Messungen des Katecholamin-Gehaltes im Blut von Meerschweinchen unter dieser Fragestellung sind in Anbetracht des geringen Blutvolumens dieser Tiere bei für Katecholamin-Bestimmungen erforderlichen Blutvolumina von 20 ml nicht sinnvoll durchführbar. Mit Hilfe biologischer Methoden fanden ELMES und JEFFERSON (1942/43) bei der Katze ebenfalls eine Abnahme der Katecholamin-Konzentration in den Nebennieren. Eine erhöhte Noradrenalin-Konzentration im Herzen von Hunden nach 3 Std Äther-Narkose konnten LI *et al.* (1964) messen, jedoch waren aufgrund ihrer Untersuchungen noch keine Aussagen über die Ursachen dieses Phänomens möglich, weil Messungen der Katecholamin-Konzentration nur in diesem Organ keine Rückschlüsse auf den Mechanismus erlauben.

Da auch eine respiratorische Acidose über eine gesteigerte Katecholamin-Freisetzung aus dem Nebennierenmark zu einer erhöhten Katecholamin-Konzentration im Blut und im Herzen führen kann (PRICE *et al.*, 1958; LIGOU und NAHAS, 1960; CANTU *et al.*, 1966; GOLDMAN und HARRISON, 1970), muß auch diese Möglichkeit im Zusammenhang mit der von uns beobachteten Sekretionssteigerung des Nebennierenmarks diskutiert werden. Dieser Faktor kann jedoch bei unseren Äther-Narkosen nicht störend interferiert haben, weil gleichzeitige Messungen des $CO_2$-Partialdruckes keinen Anhaltspunkt für das Vorliegen einer Hyperkapnie ergeben haben.

Aus unseren Äther-Versuchen an Meerschweinchen nach Gabe von Ganglienblockern läßt sich schließen, daß die beobachtete Sekretionssteigerung der chromaffinen Zellen über eine gesteigerte Aktivität der Nn. splanchnici unter Vermittlung nicotinartiger cholinerger Receptoren ausgelöst wird. Sehr gut im Einklang mit dieser Hypothese stehen die Befunde von MILLAR *et al.* (1970), die den Einfluß einiger Narkotica auf die präganglionäre cervikale Sympathicusaktivität untersuchten. Unter Äther kommt es bei der Katze, beim Hund und beim Pavian zu einer deutlich gesteigerten Impulsfrequenz.

Die Möglichkeit einer direkten Stimulation oder Hemmung der Katecholamin-Sekretion aus dem Nebennierenmark konnten wir mit Hilfe unserer Perfusionsversuche an isolierten Rindernebennieren eindeutig ausschließen.

Experimentell bewiesen ist die Aufnahme von im Blutkreislauf zirkulierenden Katecholaminen in sympathisch innervierte Organe (Lit. s.o.). Es fragt sich jedoch, ob unter Äther die Speicherfähigkeit des Myokards für Katecholamine beeinflußt wird. Diese Möglichkeit konnte durch die Untersuchung der Aufnahmekinetik von isotopenmarkiertem Noradrenalin in Meerschweinchenvorhöfe ausgeschlossen werden (BROWN *et al.*, 1968).

Die hämodynamischen Auswirkungen der gesteigerten Aktivität des Nebennierenmarks unter Äther-Narkose dürfen nicht unterschätzt werden. Der positiv inotrope Effekt der Katecholamine wirkt dem direkt depressiven Effekt von Äther auf die Contractionskraft des Herzens entgegen, so daß wir bei unseren Messungen dieser Größe in Abhängigkeit von der Äther-Konzentration im Blut während der Einleitung der Narkose einen positiv inotropen Effekt nachweisen konnten. Erst bei Äther-Konzentrationen über 45 mg% überwiegt die depressive Wirkung des Narkoticums, so daß die Contractionskraft unter den Ausgangswert absinkt (s. Abb. 1). Die depressive Herzwirkung erreicht unter Äther jedoch bei weitem nicht das Ausmaß wie unter Chloroform, Halothan und Methoxyfluran. Die hämodynamischen Veränderungen durch die Katecholamin-Freisetzung aus dem Nebennierenmark sind so stark, daß sie BREWSTER *et al.* (1953) zur Annahme einer gesteigerten Sekretion veranlaßten. In der erhöhten Katecholamin-Freisetzung dürfte eine wesentliche Ursache für die Stabilität des Kreislaufs während Äther-Narkose liegen.

Aus unseren in vivo-Versuchen an Meerschweinchen und Ratten geht hervor, daß es auch während *Chloroform*-Narkose zu einer gesteigerten Katecholamin-Sekretion aus dem Nebennierenmark kommt. Bei Meerschweinchen nimmt die Konzentration in den Nebennieren und im Herzen etwa parallel ab, was auf eine Freisetzung sowohl aus dem Nebennierenmark als auch aus den Speichergranula der sympathischen Nervenendigungen im Herzen hindeutet. Anscheinend reicht also die aus den Nebennieren sezernierte Katecholamin-Menge nicht aus, die Freisetzung aus den Speichergranula des Herzens zu maskieren und erst recht nicht, einen Einstrom von Katecholaminen in die myokardialen Speicher hervorzurufen, wie es für Äther-Narkosen beobachtet wurde. Grundsätzlich scheint jedoch auch bei diesem Narkoticum eine Beeinflussung der myokardialen Noradrenalin-Konzentration durch eine gesteigerte Freisetzung aus den chromaffinen Zellen möglich zu sein, wie unsere Versuche mit scheinoperierten und adrenalektomierten Ratten erkennen lassen: Die myokardiale Noradrenalin-Konzentration bleibt während Chloroform-Narkose bei scheinoperierten Tieren gleich, jedoch sinkt sie bei adrenalektomierten Ratten ab.

Da zumindest theoretisch auch die Möglichkeit besteht, daß die Konzentrationsabnahme im Myokard nicht einer gesteigerten Freisetzung, sondern einer verminderten Neusynthese entspricht, muß diese Möglichkeit ausgeschlossen werden. Die Synthesegeschwindigkeit von Noradrenalin im Herzen von Ratten nach operativer Entfernung des Nebennierenmarks wurde von NEFF *et al.* (1969) auf 0,18 $\mu$g/g/h berechnet. Für Meerschweinchen ermittelten MONTANARI *et al.* (1963) eine Noradrenalin-Synthesegeschwindigkeit von 0,17 $\mu$g/g/h. Diese Werte liegen etwa in der Größenordnung der von uns bei Meerschweinchen und adrenalektomierten Ratten beobachteten Konzentrationsabnahmen. Außerdem wird das Schlüssel-enzym für die Noradrenalin-Synthese, Tyrosin-Hydroxylase durch Chloroform in vitro ebenfalls gehemmt (SCHMOLDT und GÖTHERT, 1971). Es ist jedoch nicht denkbar, daß die bei einer Chloroform-Konzentration von 2,46 mMol (entsprechend 29 mg%) beobachtete Hemmung von nur 12% die Noradrenalin-Konzentration in so kurzer Zeit meßbar beeinflussen kann.

Um die Chloroform-Wirkung auf die myokardiale Noradrenalin-Konzentration unabhängig von der Biosynthese untersuchen zu können, applizierten wir scheinoperierten und adrenalektomierten Ratten den kompetitiven Hemmer der Tyrosin-Hydroxylase $\alpha$-Methyl-p-Tyrosin (NAGATSU et al., 1964). Diese Substanz blockiert den geschwindigkeitsbestimmenden ersten Schritt der Synthese, nämlich die Hydroxylierung von p-Tyrosin zu Dopa. Bei Erhöhung der Konzentration dieser $\alpha$-methylierten Aminosäure über die Tyrosin-Konzentration im Gewebe durch Gabe von 200 mg/kg wird die Noradrenalin-Synthese fast vollständig gehemmt, so daß die Noradrenalin-Konzentration im Myokard schon innerhalb einer Stunde nach Applikation absinkt (GOLDMAN und HARRISON, 1970). Auch wir konnten in den Herzen so behandelter Tiere eine deutliche Verminderung der Noradrenalin-Konzentration messen. Bei gleichzeitiger Chloroform-Applikation sinkt der Noradrenalin-Gehalt jedoch noch weiter ab als bei den Tieren, die nur $\alpha$-Methyl-p-Tyrosin erhalten hatten. Dieser Befund beweist, daß die Konzentrationsabnahme im Myokard von der Noradrenalin-Synthese unabhängig ist.

Unsere Perfusionsversuche an isolierten Rindernebennieren mit Äther und Chloroform lassen auf unterschiedliche Mechanismen der gesteigerten Katecholamin-Sekretion aus den chromaffinen Zellen schließen. Offensichtlich stimuliert Chloroform diese Zellen direkt zu einer vermehrten Abgabe ihres Inkrets, wobei die deutlich höhere Wirkungsgeschwindigkeit und -dauer von Chloroform an den Noradrenalin-Zellen, verglichen mit derjenigen an den Adrenalin-Zellen, auffällt. Dieses Phänomen deutet auf eine höhere Affinität zu jenen Zellen hin.

Durch die nachgewiesene Blockade der Nicotin- und Acetylcholin-Wirkung unter Chloroform scheidet hier eine zentralnervös bedingte Sekretionssteigerung aus, obwohl von MILLAR et al. (1970) auch für Chloroform eine Zunahme der Impulsfrequenz in präganglionären sympathischen Nervenfasern beobachtet wurde.

Die Tatsache, daß Chloroform auf die gleichen Zellen sowohl fördernd als auch indirekt hemmend wirkt, beruht auf den unterschiedlichen Mechanismen, die beiden Vorgängen zugrunde liegen. Die *Hemmung* kommt *indirekt* durch Blockade der Acetylcholin-Wirkung zustande. Demgegenüber beruht die *Stimulation* wahrschenlich auf *direkten* physikalisch-chemischen Veränderungen der Membran. Ebenso wie nach Urethan läßt sich die durch Chloroform ausgelöste Katecholamin-Freisetzung weder durch cholinere Blocker noch durch ein Antihistaminicum oder durch das membranstabilisierende Cocain hemmen. Beide Substanzen (Chloroform und Urethan) besitzen eine hohe Lipoidlöslichkeit, so daß sie zu einer unspezifischen morphologischen und funktionellen Beeinträchtigung der Granula- bzw. Zellmembranen durch Interaktion mit deren Lipidbestandteilen führen könnten. Obwohl das noch besser lipoidlösliche *n*-Heptan in unserer Versuchsanordnung keine derartige Wirkung erkennen läßt, kann diese Hypothese noch nicht fallengelassen werden, weil die geprüfte Konzentration von $2{,}7 \cdot 10^{-4}$ g/ml sehr gering ist und höhere Dosen wegen der geringen Wasserlöslichkeit dieser Substanz nicht im Perfusionsmedium gelöst werden können. Außerdem wäre auch ein positiver Analogschluß nicht als voll befriedigend anzusehen. Eine gründlichere Klärung der anstehenden Fragen wird sich nur mit Hilfe von in vitro-Experimenten an verschiedenen Membranmodellen, unter anderen auch an isolierten Nebennierengranula, herbeiführen lassen. Grundsätzlich werden auch bei anderen Substanzen, wie z. B. Tranquilizern und Steroiden, ihre physiko-chemischen Eigenschaften für die pharmakologischen Wirkungen verantwortlich gemacht (SEEMAN und BIALY, 1963; SEEMAN, 1966). Dabei beeinträchtigen beispielsweise Substanzen wie Reserpin, Prenylamin, Chlorpromazin und Propranolol wegen ihrer Lipoidlöslichkeit und Oberflächenaktivität nicht nur die Membranen der Katecholamin-haltigen Granula in ihrer Morphologie und Funktion, sondern es werden auch andere subcelluläre Partikel, beispielsweise Mitochondrien, geschädigt (GROBECKER *et al.*, 1968, 1969; PALM *et al.*, 1970). Sollte sich die Vermutung eines solchen physiko-chemischen Wirkungsmechanismus experimentell bestätigen lassen, so scheint es keineswegs sicher zu sein, daß die Katecholamin-Sekretion in diesem Falle über einen Exocytosevorgang zustande kommt. Es ist sehr wohl denkbar, daß es unter solchen Bedingungen zu einer Diffusion von Katecholaminen aus den Granula in das Cytoplasma und/oder aus dem Cytoplasma in den Extracellulärraum kommt.

Bei gegenseitiger Abwägung der fördernden und hemmenden Chloroform-Wirkungen auf die Funktion des Nebennierenmarks unter Berücksichtigung unserer in vivo-Versuche dürfte es in der Bilanz zu einer leichten Steigerung der Katecholamin-Abgabe ans Blut aufgrund der direkten Stimulation der Drüse kommen. Da jedoch der erheblich bedeutendere Mechanismus für eine Sekretionssteigerung, die nervale Stimulation, durch Blockade der Acetylcholin-Wirkung ausgeschaltet ist, erreicht die Katecholamin-Freisetzung bei weitem nicht das Ausmaß wie unter Äther.

*Halothan* und *Methoxyfluran*, die in der Klinik heute gebräuchlichsten Dampfnarkotica, stimulieren die Katecholamin-Sekretion der Nebenniere nicht. Unsere Messungen bei Halothan- und Methoxyfluran-Narkosen an Meerschweinchen und Ratten haben erwiesen, daß die Katecholamin-Konzentrationen in den Nebennieren und im Herzen unverändert bleiben. Auch an der isolierten Nebenniere hat sich kein Anhaltspunkt für eine direkt stimulierende Halothan- bzw. Methoxyfluran-Wirkung ergeben.

Befunde anderer Autoren deuten ebenfalls darauf hin, daß die Katecholamin-Sekretion aus den Nebennieren während Einwirkung dieser Narkotica nicht gesteigert ist. Unter Halothan konnten ANTON *et al.* (1964), AHNEFELD und FREY (1965) sowie BETLÉRI (1970) an Patienten nur ganz geringfügig erhöhte Katecholamin-Konzentrationen im Plasma messen, während PRICE *et al.* (1959) die Plasmakonzentrationen völlig unbeeinflußt fanden. ETSTEN und SHIMOSATO (1965) beobachteten bei einem Patienten mit Phäochromocytom während der Halothan-Narkose eine sehr stark ausgeprägte Abnahme der Noradrenalin- und Adrenalin-Konzentrationen im Blutplasma. Die Noradrenalin- und Adrenalin-Ausscheidung im Harn wird durch Halothan-Narkosen beim Menschen nicht verändert (WERDER *et al.*, 1970). Die Noradrenalin-Konzentration im Myokard nach Holothan-Narkose wurde von LI *et al.* (1964) sowie NGAI *et al.* (1969a) bestimmt, dabei ergaben sich, ebenso wie in unseren Messungen, unveränderte Werte.

Die Noradrenalin-Synthese wird in vivo durch Halothan nicht meßbar beeinflußt (NGAI *et al.*, 1969b), während in vitro eine Hemmung sowohl der Tyrosin-Hydroxylase als auch der Dopamin-$\beta$-Hydroxylase nachweisbar ist (SCHMOLDT und GÖTHERT, 1971). Diese erreicht jedoch ein so geringes Ausmaß, daß sie die Katecholamin-Konzentrationen in den Organen innerhalb einiger Stunden nicht meßbar beeinflussen kann. Da auch der Aufnahmemechanismus von Katecholaminen ins Herz durch Halothan nicht beeinflußt wird (BROWN *et al.*, 1968; NAITO und GILLIES, 1968; NGAI *et al.*, 1969a), darf aus unseren Ergebnissen an Meerschweinchen und Ratten geschlossen werden, daß die Katecholamin-Sekretion des Nebennierenmarks unter Halothan nicht gesteigert ist.

In den bisher vorliegenden Arbeiten über die Wirkungen von Halothan auf das Nebennierenmark werden untereinander differierende Ergebnisse berichtet: Während RAVENTOS (1956) Hinweise auf eine Hemmung der Funktion des Nebennierenmarks fand, kamen GARDIER *et al.* (1962) zum gegenteiligen Ergebnis, doch beruhen die Resultate der genannten Autoren auf indirekten Schlußfolgerungen aus Messungen des Blutdrucks bzw. der Glucosekonzentration im Plasma. In unseren Versuchen sind jedoch die Katecholamin-Konzentrationen in den Nebennieren bzw. Perfusaten direkt gemessen worden, so daß verläßliche Aussagen über die Sekretion dieser Drüse möglich sind.

Für Methoxyfluran liegen noch nicht so viele Daten von anderen Arbeitsgruppen vor wie für Halothan. LI *et al.* (1968) haben beim Hund im arteriellen Blutplasma während Methoxyfluran-Narkose normale Werte gemessen, im Nebennierenvenenblut sank die Konzentration jedoch ab. Eine befriedigende Erklärung für diese Hemmung der Katecholamin-

Sekretion des Nebennierenmarks konnten die Autoren nicht geben, sie ist jedoch auf der Basis unserer Ergebnisse möglich.

Aus unseren Perfusionsversuchen an isolierten Nebennieren kann geschlossen werden, daß die Katecholamin-Sekretion des Nebennierenmarks während Methoxyfluran- und Halothan-Narkose abnimmt. Für beide Narkotica ließ sich eine Hemmung des sekretionssteigernden Acetylcholin- und Nicotin-Effekts nachweisen, was in vivo einer verminderten Katecholamin-Sekretion entspricht.

MILLAR *et al.* (1969) beobachteten während Halothan-Narkose zu Beginn und bei sehr starkem Absinken des Blutdrucks eine deutliche Steigerung der präganglionären Sympathicusaktivität, doch dürfte dieser Faktor im Endeffekt keine Rolle speilen, da die Erregungsübertragung auf die chromaffinen Zellen unter Halothan blockiert wird. Unter Methoxyfluran beobachteten die gleichen Autoren (MILLAR *et al.*, 1970) eine Abnahme der Impulsfrequenz in den präganglionären sympathischen Nervenfasern, was auf eine zusätzliche zentralnervöse Hemmung des Nebennierenmarks hindeutet.

Bei zusammenfassender Betrachtung unserer Versuchsergebnisse mit Halothan und Methoxyfluran kommt man zu der Schlußfolgerung, daß die Funktion des Nebennierenmarks durch diese Narkotica gehemmt wird. Im Gegensatz zu Beobachtungen unter Chloroform steht der Blockade des Acetylcholin-Effektes durch Halothan und Methoxyfluran keine direkt stimulierende Eigenwirkung dieser Substanzen gegenüber. Die Hemmung des Nebennierenmarks unter Methoxyfluran konnte in den Versuchen von LI *et al.* (1968) auch in vivo beobachtet werden. Durch unsere Untersuchungen ist ergänzend der Mechanismus dieses Phänomens aufgeklärt worden.

Die Auswirkungen der verminderten Katecholamin-Freisetzung auf die Kreislauforgane betreffen sicher weniger den Blutdruck als die Arrhythmiebereitschaft des Myokards. Es kann nicht ausgeschlossen werden, daß die Verminderung der Katecholamin-Freisetzung unter Halothan und Methoxyfluran an der Entstehung des Blutdruckabfalles mitbeteiligt ist, doch kann dieser Faktor nur eine geringe Rolle spielen, denn äquinarkotische Chloroform-Dosen beeinflussen den Blutdruck im gleichen Ausmaß, obwohl dieses Narkoticum das Nebennierenmark stimuliert. Die Hemmung der Katecholamin-Freisetzung unter Halothan und Methoxyfluran besitzt jedoch in Anbetracht der „Sensibilisierung" des Myokards gegenüber Katecholaminen durch diese Substanzen eine protektive Funktion, die zu einer Minderung der Arrhythmiegefahr führt. In dieser Beziehung sind die neueren Narkotica dem Chloroform deutlich überlegen, das bei etwa gleicher „Sensibilisierung" des Myokards eine gesteigerte Sekretion von Katecholaminen bewirkt. Aufgrund dieser Faktoren ist es verständlich, daß die Arrhythmiegefahr unter Chloroform erheblich höher ist als unter Halothan und Methoxyfluran.

# Zusammenfassung

An Meerschweinchen und scheinoperierten sowie adrenalektomierten Ratten untersuchten wir den Einfluß von Äther, Chloroform, Halothan, Methoxyfluran sowie der Neuroleptanalgesie auf die Katecholamin-Sekretion des Nebennierenmarks bei Expositionsdauer bis zu 1 Std. Dabei wurde der Säure-Basen-Haushalt überwacht, und während der Äther-, Chloroform- und Halothan-Narkosen wurden außerdem die Konzentrationen der Narkotica im Blut gemessen. Ergänzend wurde an isolierten Rindernebennieren geprüft, ob die genannten Substanzen und zahlreiche andere Injektionsnarkotica eine direkt stimulierende Wirkung auf die chromaffinen Zellen ausüben. Um festzustellen, ob die Narkotica die Funktion des Nebennierenmarks zu hemmen vermögen, wurde geprüft, ob diese Substanzen an den Nebennieren die durch Acetylcholin bedingte Sekretionssteigerung blockieren. Die Katecholamin-Konzentrationen in den Extrakten und im Perfusat wurden spektrofluorometrisch nach der Trihydroxyindolmethode bestimmt. In die Untersuchungen an den isolierten Nebennieren wurden außerdem einige cholinerge Agonisten und Antagonisten einbezogen, die während Narkose z. T. regelmäßig appliziert werden. Mit Hilfe der angewandten Versuchsanordnung konnten zahlreiche Wirkungen der verschiedenen Substanzen aufgedeckt werden:

1. Neben Acetylcholin und Nicotin stimuliert auch Succinyldicholin die Katecholamin-Sekretion des Nebennierenmarks. Trimethaphan, Atropin sowie die Muskelrelaxantien Dimethyltubocurarin, Alcuronium und Pancuronium hemmen die sekretionssteigernde Acetylcholin-Wirkung.

2. Inactin besitzt schon in relativ niedrigen Konzentrationen einen deutlichen Hemmeffekt auf die sekretionssteigernde Acetylcholin-Wirkung. Die mittlere Hemmkonzentration ($ED_{50}$) gegenüber einer Standarddosis Acetylcholin liegt bei $6 \cdot 10^{-6}$ g/ml. Epontol hemmt partiell sowohl die Acetylcholin-Stimulation als auch die Nicotin-Stimulation des Nebennierenmarks. Für die Injektionsnarkotica Hexobarbital und Ketamin ließ sich keine Hemmung nachweisen. Keines der genannten Injektionsnarkotica stimuliert die chromaffinen Zellen.

3. Das für Tierversuche sehr gebräuchliche Urethan führt dagegen zu einer deutlichen dosisabhängigen Steigerung der Katecholamin-Freisetzung. Dabei ist die Wirkungsstärke auf die Noradrenalin-Zellen des Nebennieren-

marks größer als auf die Adrenalin-Zellen. Der Urethan-Effekt läßt sich weder durch cholinerge Blocker noch durch ein Antihistaminicum hemmen. Auch das membranstabilisierende Cocain vermag diese Stimulation nicht zu inhibieren. Urethan hemmt die sekretionssteigernde Acetylcholin-Wirkung nicht.

4. Sowohl aus unseren in vivo-Experimenten als auch aus den Durchströmungsversuchen an isolierten Rindernebennieren geht hervor, daß die Neuroleptanalgesie (bzw. die bei diesem Verfahren angewandten Substanzen Droperidol und Fentanyl) keinen Einfluß auf die Funktion des Nebennierenmarks ausübt.

5. Während Äther-Narkose beim Meerschweinchen sinkt die Katecholamin-Konzentration in den Nebennieren deutlich ab bei gleichzeitiger Zunahme der Nordrenalin-Konzentration im Herzen. Dabei liegt die Katecholamin-Konzentration in diesem Organ um so höher, je stärker der Katecholamin-Gehalt der Nebennieren abnimmt. Bei scheinoperierten Ratten steigt die Noradrenalin-Konzentration des Herzens nach 30 min Äther-Narkose ebenfalls an, bei adrenalektomierten Ratten jedoch nimmt sie sehr stark ab. Offensichtlich kommt es unter Äther zu einer Freisetzung von Katecholaminen aus den Nebennieren ins Blut, aus dem sie dann in die Speicher des Myokards aufgenommen werden. Die Stimulation des Nebennierenmarks durch Äther erfolgt nicht direkt, denn bei Perfusion isolierter Rindernebennieren mit diesem Narkoticum kommt es nicht zu einer vermehrten Katecholamin-Freisetzung in das Perfusionsmedium. Durch Ganglienblockade mit Tetraäthylammonium oder Chlorisondamin läßt sich beim Meerschweinchen die Katecholamin-Freisetzung aus den Nebennieren verhindern; dies spricht für eine zentralnervöse Stimulation durch Äther.

6. Chloroform verursacht eine direkte dosisabhängige Stimulation der Katecholamin-Freisetzung aus den isolierten Nebennieren. Dieser Befund korreliert mit unseren in vivo-Ergebnissen an Meerschweinchen und Ratten. An der isolierten Nebenniere läßt sich außerdem eine höhere Wirkungsgeschwindigkeit und -dauer auf die Noradrenalin-Zellen des Nebennierenmarks als auf die Adrenalin-Zellen nachweisen. Die Chloroform-Stimulation kann nicht durch Trimethaphan, Atropin, Dimethyltubocurarin, Pheniramin oder Cocain gehemmt werden.

Der direkt stimulierenden Wirkung dieses Narkoticums steht sein Hemmeffekt auf die Sekretionssteigerung unter Acetylcholin und Nicotin gegenüber. Die mittlere Hemmkonzentration gegenüber der Standarddosis Acetylcholin von $10^{-5}$ g/ml beträgt für dieses Narkoticum $6 \cdot 10^{-5}$ g/ml. Bei gegenseitiger Abwägung der stimulierenden und hemmenden Einflüsse lassen unsere Experimente den Schluß zu, daß es in vivo durch die direkte Stimulation zu einer mäßigen Sekretionssteigerung aus den chromaffinen Zellen kommt, die jedoch bei weitem nicht das Ausmaß wie unter Äther erreicht. Der bedeutendere sekretionssteigernde Mechanismus, die nervale Stimulation, ist nämlich blockiert.

7. Halothan und Methoxyfluran erhöhen weder in vivo noch in vitro die Katecholamin-Freisetzung aus den Nebennieren. An isolierten Nebennieren kommt es unter beiden Narkotica zu einer ausgeprägten Hemmung der sekretionssteigernden Acetylcholin- und Nikotin-Wirkung. Die mittlere Hemmkonzentration gegenüber Acetylcholin ($10^{-5}$ g/ml) beträgt für Halothan $5 \cdot 10^{-5}$ g/ml und für Methoxyfluran sogar nur $2 \cdot 10^{-5}$ g/ml. Diesem Befund entspricht in vivo eine Abnahme der Katecholamin-Sekretion des Nebennierenmarks.

Die Hemmung der Katecholamin-Freisetzung unter Halothan und Methoxyfluran besitzt in Anbetracht der „Sensibilisierung" des Myokards gegenüber Katecholaminen durch diese Substanzen eine protektive Funktion, die zu einer Herabsetzung der Arrhythmiegefahr führt. In dieser Beziehung sind die neueren Narkotica dem Chloroform deutlich überlegen, das bei etwa gleicher „Sensibilisierung" des Myokards eine gesteigerte Sekretion von Katecholaminen bewirkt.

# Summary

We investigated the influence of ether, chloroform, halothane, methoxy-flurane and neuroleptic-narcotic combination on the adrenal medullary catecholamine secretion in guinea pigs and in shamoperated and adrenal-ectomized rats. The animals were exposed to the anesthetic for up to one hour. In addition acid-base status was studied. During anesthesia with ether, chloroform and halothane the concentrations of anesthetics in blood were measured.

Moreover we performed tests on isolated bovine adrenals to find whether the substances mentioned so far and several other intravenous anesthetics had a direct stimulating effect on the chromaffin cells. As anesthetics may also inhibit adrenal medullary function we investigated whether these substances inhibit the increased secretion caused by acetyl-choline. The catecholamine concentrations in the organ extracts and in the perfusates were measured spectrofluorometrically, using a modification of the trihydroxyindole method. The experiments with isolated adrenals were extended to some cholinergic agonists and antagonists frequently administered during anesthesia.

With the methods described we observed several effects of the substances mentioned:

1. Acetylcholine, nicotine and succinylcholine stimulate the catechol-amine secretion of adrenal medulla. Trimethaphan, atropine, and the neu-romuscular blocking agents dimethyl tubocurarine, alcuronium, and pan-curonium inhibit the increase in catecholamine secretion induced by acetyl-choline.

2. Relatively low Inactin concentrations obviously inhibit the acetylcho-line effect. The mean inhibitory concentration $(ED_{50})$ upon a standard dose of acetylcholine is $6 \cdot 10^{-6}$ g/ml. Epontol partly inhibits both acetyl-choline stimulation and nicotine stimulation of the adrenal medulla. There was no inhibition of acetylcholine effect by hexobarbitone and ketamine. None of the intravenous anesthetics mentioned so far stimulates the chrom-affin cells.

3. Urethane is frequently used as anesthetic for animal experiments and induces an obvious dose-dependent increase in catecholamine libera-

tion. The effect on the noradrenaline cells is more pronounced than that on the adrenaline cells of the adrenal medulla. The urethane effect cannot be inhibited by cholinergic blockers, by an antihistaminic drug or by cocaine. Urethane does not inhibit the stimulation of catecholamine release by acetylcholine.

4. Our experiments carried out in vivo and the perfusion experiments on isolated bovine adrenals indicate that neuroleptic-narcotic combinations (droperidol and fentanyl) do not exert any influence on the function of adrenal medulla.

5. During ether anesthesia in guinea pigs the catecholamine concentration in the adrenals decreases, while noradrenaline concentration in the heart increases. The catecholamine concentration in this organ becomes higher in proportion as the catecholamine concentration in the adrenals decreases sharply. In shamoperated rats the noradrenaline concentration of the heart also increases within 30 min of ether anesthesia, whereas noradrenaline concentration decreases very distinctly in adrenalectomized rats. Obviously ether induces an increased secretion of catecholamines from the adrenals into the bloodstream. The circulating catecholamines are then taken up into the myocardial catecholamine stores. There is no direct stimulation of the adrenal medulla by ether; we did not observe any increase in catecholamine liberation when isolated bovine adrenals were perfused with this anesthetic. Ganglionic blockade with tetraethylammonium or chlorisondamine inhibits the catecholamine secretion from the adrenals of guinea pigs in vivo; this indicates a central nervous stimulation of the adrenal medulla by ether.

6. Chloroform induces a direct dose-dependent stimulation of catecholamine secretion from the isolated adrenals. This finding correlates with our results obtained in vivo in guinea pigs and rats. Moreover it is shown in isolated adrenals that there is a higher rate and duration of effect upon the noradrenaline cells than upon the adrenaline cells of the adrenal medulla. The chloroform stimulation cannot be inhibited by trimethaphan, atropine, dimethyl tubocurarine, pheniramine, or cocaine.

In addition to the direct stimulating effect of this anesthetic chloroform has an inhibitory effect on the increase of adrenal secretion induced by acetylcholine or nicotine. The mean inhibitory concentration for the standard dose ($10^{-5}$ g/ml) of acetylcholine is $6 \cdot 10^{-5}$ g/ml. Comparison of the stimulating effect with the inhibitory effect in our experiments permits the conclusion that in vivo there is a moderate increase of secretion induced by the direct stimulating chloroform effect. The increase in catecholamine secretion is, however, very much less pronounced than under ether anesthesia. The more important mechanism for an increase of catecholamine secretion, i.e. nervous stimulation, is blocked by chloroform.

7. Halothane and methoxyflurane do not increase catecholamine liberation from the adrenals either in vivo nor in vitro. In isolated adrenals we observed a marked inhibition of the stimulating acetylcholine and nicotine effect under the influence of both anesthetics. The mean inhibitory concentration required for the inhibition of acetylcholine ($10^{-5}$ g/ml) is $5 \cdot 10^{-5}$ g/ml for halothane and only $2 \cdot 10^{-5}$ g/ml for methoxyflurane. This result corresponds to a decrease in catecholamine secretion from the adrenal medulla.

As halothane and methoxyflurane cause a "sensitization" of the myocardium to catecholamines, inhibition of catecholamine secretion by halothane and methoxyflurane exerts a protective function on the myocardium; this reduces the risk of arrhythmias. In this respect the newer anesthetics are obviously superior to chloroform; chloroform causes an increased secretion of catecholamines from the adrenals, while "sensitizing" the myocardium to about the same extent as halothane or methoxyflurane.

# Literatur


Abdel-Samie, M., Shata, M. K., Madkour, M. K.: Vergleichende Untersuchungen der Wirkungen von Hexobarbital-Natrium und Thiopental-Natrium auf das isolierte Kaninchenherz. Anaesthesist 15, 6 (1966).

Ahnefeld, F. W., Frey, R.: Untersuchungen über den Plasma-Katecholaminspiegel nach Operationen und Traumen. Anaesthesist 14, 36 (1965).

Andén, N.-E.: Uptake and release of dextro- and laevo-adrenaline in noradrenergic stores. Acta pharmacol. (Kbh.) 21, 59 (1964).

Anton, A. H., Sayre, D. F.: The distribution of dopamine and DOPA in various animals and a method for their determination in diverse biological matrial. J. Pharmacol. 45, 326 (1964).

— Gravenstein, J. S., Wheat, M. W., jr.: Extracorporeal circulation and endogenous epinephrine and norepinephrine in plasma, atrium, and urine in man. A comparison of ether and halothane anesthesia. Anesthesiology 25, 262 (1964).

Axelrod, J., Weil-Malherbe, H., Tomchick, R.: The physiological disposition of H3-epinephrine and its metabolite metanephrine. J. Pharmacol. exp. Ther. 127, 251 (1959).

Bagwell, E. E., Woods, E. F., Gadsden, R. H.: Blood levels and cardiovascular dynamics during methoxyflurane inhalation in dogs. Anesthesiology 23, 243 (1962).

Banks, P.: The release of adenosine triphosphate catabolites during the secretion of catecholamines by bovine adrenal medulla. Biochem. J. 101, 536 (1966).

— Helle, K. B.: The release of protein from the stimulated adrenal medulla. Biochem. J. 97, 40C (1965).

Benthe, H. F., Göthert, M., von Klinggräff, G.: Zur negativ inotropen Wirkung von Inhalationsnarkotica und zur Kompensation dieses Effekts durch Herzglycoside. Anaesthesist (im Druck, 1972).

Bertler, A., Carlsson, A., Rosengren, E.: A method for the fluorimetric determination of adrenaline and noradrenaline in tissues. Acta physiol. Scand. 44, 273 (1958).

Betleri, I.: Katecholaminbestimmung während verschiedener Narkoseverfahren. Anaesthesist 19, 257 (1970).

Biedl, A.: Die Innervation der Nebenniere. Pflügers Arch. ges. Physiol. 67, 443 (1897).

Blaschko, H., Welch, A. D.: Localisation of adrenaline in cytoplasmic particles of the bovine adrenal medulla. Naunyn-Schmiedeberg's Arch. exp. Path. Pharmak. 219, 17 (1953).

— Hagen, P., Welch, A. D.: Observations on the intracellular granules of the adrenal medulla. J. Physiol. (Lond.) 129, 27 (1955).

— Comline, R. S., Schneider, F., Silver, M., Smith, A. D.: Secretion of a chromaffin granule protein, chromogranin, from the adrenal gland after splanchnic stimulation. Nature (Lond.) 215, 58 (1967).

Brewster, W. R., jr., Isaacs, J. P., Wainø-Andersen, T.: Depressant effect of ether on myocardium of the dog and its modification by reflex release of epinephrine and nor-epinephrine. Amer. J. Physiol. 175, 399 (1953).

BROWN, B. R., JR., TATUM, E. N., CROUT, J. R.: The effect of general anesthetics on the uptake and metabolism of l-3H-norepinephrine in guinea pig atria. Fed. Proc. **27**, 468 (1968).

BUTLER, R. A., FREEMAN, J.: Gas chromatography as a method for estimating concentrations of volatile anaesthetics in blood. Brit. J. Anaesth. **34**, 440 (1962).

— HILL, D. W.: Estimation of volatile anaesthetics in tissue by gas chromatography. Nature (Lond.) **189**, 488 (1961).

BURN, J. H.: Mechanism of arterial spasm following intraarterial injection of thiopentone. Lancet **1959 I**, 1112.

CANTU, R. C., NAHAS, G. G., MANGER, W. M.: Effect of hypercapnic acidosis and of hypoxia on adrenal catecholamine output of the spinal dog. Proc. Soc. exp. Biol. **122**, 434 (1966).

CHENOWETH, M. B., ROBERTSON, D. N., ERLEY, D. S.: Blood and tissue levels of ether, chloroform, halothane and methoxyflurane in dogs. Anesthesiology **23**, 101 (1962).

COLLINS, V. J.: Evaluation of pentothal anesthesia after twenty years: its use and abuse. Bull. N.Y. Acad. Med. **31**, 438 (1955).

CREMER, E., ROSELIUS, L.: Gaschromatographie. Angew. Chem. **70**, 42 (1958).

DENGLER, H. J., SPIEGEL, H. E., TITUS, E. O.: Effects of drugs on uptake of isotopic norepinephrine by cat tissues. Nature (Lond.) **191**, 816 (1961a).

— — — Uptake of tritium-labeled norepinephrine in brain and other tissues of cat in vitro. Science **133**, 1072 (1961b).

DE ROBERTIS, E.: Contribution of electronmicroscopy to some neuropharmacological problems. Biochem. Pharmacol. **9**, 49 (1962).

— VAZ FERREIRA, A.: Submicroscopic changes of the nerve endings in the adrenal medulla after stimulation of the splanchnic nerve. J. biophys. biochem. Cytol. **3/4**, 611 (1957a).

— — Electron microscope study of the excretion of catechol-containing droplets in the adrenal medulla. Exp. Cell. Res. **12**, 568 (1957b).

DOENICKE, A., KRUMEY, I., KUGLER, J., KLEMPA, J.: Experimental studies of the breakdown of epontol: Determination of propanidid in human serum. Brit. J. Anaesth. **40**, 415 (1968).

— LORENZ, W.: Histaminfreisetzung und anaphylaktoide Reaktionen bei i.v. Narkosen. Anaesthesist **19**, 413 (1970).

DOUGLAS, W. W., POISNER, A. M.: Evidence that the secreting adrenal chromaffin cell releases catecholamines directly from ATP-rich granules. J. Physiol. (Lond.) **183**, 236 (1966).

— — RUBIN, R. P.: Efflux of adenine nucleotides from perfused adrenal glands exposed to nicotine and other chromaffin cell stimulants. J. Physiol. (Lond.) **179**, 130 (1965).

— KANNO, T., SAMPSON, S. R.: Effects of acetylcholine and other medullary secretagogues and antagonists on the membrane potential of adrenal chromaffin cells: an analysis employing techniques of tissue culture. J. Physiol. (Lond.) **188**, 107 (1967).

DREYER, G. P.: On secretory nerves to the suprarenal capsules. Amer. J. Physiol. **2**, 203 (1899).

EADE, N. R.: The distribution of the catechol amines in homogenates of the bovine adrenal medulla. J. Physiol. (Lond.) **141**, 183 (1958).

ELDER, J., NAGANO, S., EASTWOOD, D., HARNAGEL, D.: Circulatory changes associated with thiopental anesthesia in man. Anesthesiology **16**, 394 (1955).

ELLIOT, T. R.: The control of the suprarenal glands by the splanchnic nerves. J. Physiol. **44**, 374 (1912).

ELMES, P. C., JEFFERSON, A. A.: The effect of anesthesia on the adrenaline content of the suprarenal glands. J. Physiol. **101**, 355 (1942/43).

ERÄNKÖ, O.: Distribution of adrenaline and noradrenaline in the adrenal medulla. Nature (Lond.) **175**, 88 (1955).

ETSTEN, B. E., LI, Th.: Hemodynamic changes during the thiopental anesthesia in humans: Cardiac output, stroke volume, total peripheral resistance and intrathoracic blood volume. J. clin. Invest. **34**, 500 (1955).

— SHIMOSATO, S.: Halothane anesthesia and catecholamine levels in a patient with pheochromocytoma. Anesthesiology **26**, 688 (1965).

VON EULER, U. S.: Noradrenaline. Thomas, Springfield, Illinois 1956.

FREY, H. H., BENITZ, K. F.: Vergleichende Untersuchungen über Barbiturate und Thiobarbiturate als Kurznarkotika. Arch. int. Pharmacodyn. **101**, 125 (1955).

GARDIER, R. W., RICHARDS, A. B., STOELTING, V. K.: Studies on adrenal medullary discharge under halothane anesthesia. Anesthesiology **23**, 148 (1962).

GARRET, J., RODRIGUES-PEREIRA, E., GUIMARÃES, S.: Catecholamine release from isolated perfused adrenal gland. Naunyn-Schmiedeberg's Arch. exp. Path. Pharmak. **250**, 325 (1965).

GIRNDT, O.: Die Ermittlung der Wirkungsstärke von Schlafmitteln mit Hilfe der Körperstell- und Labyrinthreflexe. I. Mitteilung: Die relative Wirkungsstärke von Novonal, Neodorm und Veronal. Naunyn-Schmiedeberg's Arch. exp. Path. Pharmak. **164**, 118 (1932).

GÖTHERT, M.: Wirkungen verschiedener Inhalationsnarkotica auf die Katecholaminkonzentrationen in Herz und Nebennieren. Anaesthesist **20**, 135 (1971a).

— Experimentelle Untersuchungen zur Sekretionsleistung des Nebennierenmarks unter dem Einfluß von Narkotica. Habilitationsschrift, Hamburg 1971b.

GOLDBAUM, L. R., SMITH, P. K.: The interaction of barbiturates with serum albumin and its possible relation to their disposition and pharmacological actions. J. Pharmac. exp. Ther. **111**, 197 (1954).

GOLDMAN, R. H., HARRISON, D. C.: The effects of hypoxia and hypercarbia on myocardial catecholamines. J. Pharmacol. **174**, 307 (1970).

GOSTOMZYK, J. G.: Bestimmung der Narkosegas-Konzentration im Blut mit der Dampfraum-Gaschromatographie. Anaesthesist **20**, 212 (1971).

GROBECKER, H., HOLTZ, P., PALM, D., BAK, I. J., HASSLER, R.: In vitro lysis of erythrocytes and chromaffin granules by prenylamine. Experientia (Basel) **24**, 701 (1968).

— BAK, I. J., SCHMID, B., PALM, D.: Drug induced changes in ultrastructure and biochemical function of rat heart mitochondria. Fourth International Congress on Pharmacology, Abstracts, 187, Basel 1969.

GRUBER, C. M., GRUBER, C. M., JR., LEE, K. S.: A study of the effect of the thiobarbiturates on the cardiovascular system. Arch. int. Pharmacodyn. **91**, 461 (1952).

GUEDEL, A. E.: Inhalation Anesthesia, a Fundamental Guide. MacMillan Comp., New York 1937.

HAAG, H. W., PHILIPPU, A., SCHÜMANN, H. J.: Freisetzung von Brenzcatechinaminen aus der isoliert durchströmten Nebenniere durch Tyramin und β-Phenyläthylamin. Experientia (Basel) **17**, 187 (1961).

HÄGGENDAL, J.: Fluorimetric determination of 3-O-methylated derivates of adrenaline and noradrenaline in tissues and body fluids. Acta physiol. scand. **56**, 258 (1962).

— An improved method for the fluorimetric determination of small amounts of adrenaline and noradrenaline in plasma and tissue. Acta physiol. scand. **59**, 242 (1963).

Hagen, P., Barnett, R. J.: The storage of amines in the chromaffin cell. In: Vane, J. R., Wolstenholme, G. E. W., O'Connor, M. (Eds.): Adrenergic Mechanisms. A CIBA foundation symposium, p. 83. London: J. and A. Churchill, Ltd. 1960.

Hamelberg, W., Sprouse, J. H., Mahaffey, J., Richardson, J. A.: Catecholamine levels during deep and light anesthesia. Anesthesiology **21**, 297 (1960).

Hardy, J. D., Carter, T., Turner, M. D.: Catecholamine metabolism: peripheral plasma levels of epinephrin (E) and norepinephrin (NE) during laparatomy under different types of anesthesia in dogs, during operation in man (including adrenal vein sampling) and before and following resection of a pheochromocytoma associated with von Recklingshausen's neurofibromatosis. Ann. Surg. **150**, 666 (1959).

Hechter, O., Jacobsen, R. P., Schenker, V., Levy, H., Jeanloz, R. W., Marshall, C. W., Pincus, G.: Chemical transformation of steroids by adrenal perfusion: Perfusion methods. Endocrinology **52**, 679 (1953).

Henschel, W. F., Buhr, G.: Kreislaufuntersuchungen während der Propanidid-Kurznarkose. In: Horatz, K., Frey R., Zindler, M. (Hrsg.): Die intravenöse Narkose mit dem neuen Phenoxyessigsäurederivat Propanidid (Epontol), S. 227. Berlin-Heidelberg-New York: Springer 1965.

Hill, D. W.: Der Dräger-Verdunster „Vapor". Anaesthesist **13**, 11 (1964).

Hillarp, N.-Å.: Different pools of catecholamines stored in the adrenal medulla. Acta physiol. scand. **50**, 8 (1960).

— Hökfeld, B.: Evidence of adrenaline and noradrenaline in separate adrenal medullary eells. Acta physiol. scand. **30**, 55 (1953).

— — Histochemical demonstration of noradrenaline and adrenaline in the adrenal medulla. J. Histochem. Cytochem. **3**, 1 (1955).

— Lagerstedt, S., Nilson, B.: The isolation of a granular fraction from the suprarenal medulla, containing the sympathomimetic catecholamines. Acta physiol. scand. **29**, 251 (1953).

Hökfeld, B.: Noradrenaline and adrenaline in mammalian tissue. Distribution under normal and pathological conditions with special reference to the endocrine system. Acta physiol. scand. **25**, Suppl. 92, 5 (1951).

— McLean, J.: The adrenaline and noradrenaline content of the suprarenal glands of the rabbit under normal conditions and after various forms of stimulation. Acta physiol. scand. **21**, 258 (1950).

Holtz, P.: Die Nebennierenmarkhormone. In: Ammon, R., Dirscherl, W. (Hrsg.): Fermente, Hormone, Vitamine, Bd. **2**, 396. Stuttgart: Thieme 1960.

Hugin, W., Eger, W.: Ballistographische Untersuchungen zur Frage der Widerstandsänderungen im peripheren Kreislauf durch Thiopental – oder Cyclopropannarkose. Anaesthesist **10**, 46 (1961).

Hume, D. M.: The secretion of epinephrine, norepinephrine and corticosteroids in the adrenal venous blood of the dog following single and repeated trauma. Surg. Forum **8**, 111 (1958)

Iversen, L. L.: The uptake of noradrenaline by the isolated perfused rat heart. Brit. J. Pharmacol. **21**, 523 (1963).

— The uptake of adrenaline by the rat isolated heart. Brit. J. Pharmacol. **24**, 387 (1965a).

— The uptake of catecholamines at high perfusion concentrations in the rat isolated heart: A novel catecholamine uptake process. Brit. J. pharmacol. **25**, 18 (1965b).

— Whitby, L. G.: Retention of injected catechol amines by the mouse. Brit. J. Pharmacol. **19**, 355 (1962).

Kaiser, R.: Chromatographie in der Gasphase. Vierter Teil: Quantitative Auswertung. Bibliographisches Institut, Mannheim 1965.

Katz, R. L., Bigger, J. T., Jr.: Cardiac arrhythmias during anesthesia and operation. Anesthesiology **33**, 193 (1970).

— Epstein, R. A.: The interaction of anesthetic agents and adrenergic drugs to produce cardiac arrhythmias. Anesthesiology **29**, 763 (1968).

Kayaalp, S. O., McIsaac, R. J.: In vivo release of catecholamines from the adrenal medulla by selective activation of cholinergic receptors. Arch. int. Pharmacodyn. **176**, 168 (1968).

— Türker, R. K.: Evidence for muscarinic receptors in the adrenal medulla of the dog. Brit. J. Pharmacol. **35**, 265 (1969).

Kirshner, N., Viveros, O. H.: Quantal aspects of the secretion of catecholamines and dopamine-$\beta$-hydroxylase from the adrenal medulla. In: Schümann, H. J., Kroneberg, G. (Eds.): Bayer Symposium II: New aspects of storage and release mechanisms of catecholamines, p. 78. Berlin-Heidelberg-New York: Springer 1970.

— Sage, H. J., Smith, W. J.: Mechanism of secretion from the adrenal medulla. II. Release of catecholamines and storage vesicle protein in response to chemical stimulation. Molec. Pharmacol. **3**, 254 (1967).

Klaus, W.: Der Elektrolytstoffwechsel von Hirngewebe und seine Beeinflussung durch Narkotica. Berlin-Heidelberg-New York: Springer 1967.

Kleinschmidt, A., Schümann, H. J.: Strukturuntersuchungen über die Adrenalin und Noradrenalin speichernden Granula des Nebennierenmarks. Naunyn-Schmiedeberg's Arch. exp. Path. Pharmak. **241**, 260 (1961).

Kopin, I. J., Gordon, E. K.: Origin of norepinephrine in the heart. Nature **199**, 1289 (1963).

— Hertting, G., Gordon, E. K.: Fate of norepinephrine – H³ in the isolated perfused rat heart. J. Pharmacol. exp. Ther. **138**, 34 (1962).

Kroneberg, G., Schümann, H. J.: Adrenalinsekretion und Adrenalinverarmung der Kaninchennebennieren nach Reserpin. Naunyn-Schmiedeberg's Arch. exp. Path. Pharmak. **234**, 133 (1958).

Kurz, H.: Einfluß der physikalisch-chemischen Eigenschaften von Kurznarkotica auf den „hang over". Naunyn-Schmiedeberg's Arch. exp. Path. Pharmak. **255**, 33 (1966).

Langrehr, D.: Endoanästhetische Wirkungen von Propanidid und ihre Bedeutung für das Verhalten von Kreislauf und Atmung. In: Horatz, K., Frey, R., Zindler, M. (Hrsg.): Die intravenöse Kurznarkose mit dem neuen Phenoxyessigsäurederivat Propanidid (Epontol), S. 239. Berlin-Heidelberg-New York: Springer 1965.

Larrabee, M. C., Holaday, D. A.: Depression of transmission through sympathetic ganglia during general anesthesia. J. Pharmacol. **105**, 400 (1952).

Lever, J. D.: Electron microscopic observations on the normal and denervated adrenal medulla of the rat. Endocrinology **57**, 621 (1955).

Li, T. H., Laasberg, L. H., Etsten, B. E.: Effects of anesthetics on myocardial catecholamines. Anesthesiology **25**, 641 (1964).

— Shaul, M. S., Etsten, B. E.: Decreased adrenal venous catecholamine concentrations during methoxyflurane anesthesia. Anesthesiology **29**, 1145 (1968).

Lightman, S. L., Iversen, L. L.: The role of uptake in the extraneuronal metabolism of catecholamines in the isolated rat heart. Brit. J. Pharmacol. **37**, 638 (1969).

Ligou, J. L., Nahas, G. G.: Comparative effects of acidosis induced by acid infusion and $CO_2$ accumulation. Amer. J. Physiol. **198**, 1201 (1960).

List, W. F.: Kardiale Arrhythmien in der Narkose: Ihre Ursache und pharmakologische Beeinflußbarkeit. Anaesthesist 15, 368 (1966).

Lund, A.: Fluorimetric determination of adrenaline in blood. I. Isolation of the fluorescent oxidation product of adrenaline. Acta Pharmacol. (Kbh.) 5, 75 (1949a).

— Fluorimetric determination of adrenaline in blood. II. The chemical constitution of adrenolutine (the fluorescent oxidation product of adrenaline). Acta Pharmacol. (Kbh.) 5, 121 (1949b).

— Fluorimetric determination of adrenaline in blood. III. A new sensitive and specific method. Acta Pharmacol. (Kbh.) 5, 231 (1949c).

Malamed, S., Poisner, A. M., Trifaro, J. M., Douglas, W. W.: The fate of the chromaffin granule during catecholamine release from the adrenal medulla. III. Recovery of a purified fraction of electrontranslucent structures. Biochem. Pharmacol. 17, 241 (1968).

Marley, E., Paton, W. D. M.: The output of sympathetic amines from the cat's adrenal gland in response to splanchnic nerve activity. J. Physiol. (Lond.) 155, 1 (1961).

McAllister, F. F., Root, W. S.: The circulatory response of normal and sympathectomized dogs to ether anesthesia. Amer. J. Physiol. 133, 70 (1941).

Millar, R. A., Warden, J. C., Cooperman, L. H., Price, H. L.: Central sympathetic discharge and mean arterial pressure during halothane anaesthesia. Brit. J. Anesth. 41, 918 (1969).

— — — — Further studies of sympathetic actions of anaesthetics in intact and spinal animals. Brit. J. Anaesth. 42, 366 (1970).

Mitchell, J. R., Oates, J. A.: Guanethidine and related agents. Mechanism of the selective blockade of adrenergic nerves and its antagonism by drugs. J. Pharmacol. exp. Ther. 172, 100 (1970).

Montagu, K. A.: Catechol compounds in rat tissues and in brains of different animals. Nature (Lond.) 180, 244 (1957).

Montanari, R., Costa, E., Beaven, M. A., Brodie, B. B.: Turnover rates of norepinephrine in hearts of intact mice, rats, and guinea pigs using tritiated norepinephrine. Life Sci. 4, 232 (1963).

Morgenstern, C., Bothe, H. K., Popp, P.: Zur Bestimmung von halogenierten Anaesthetica im Blut und Gewebe mittels Gaschromatographie durch einen neuartigen Elektronenanlagerungsdetektor. Anaesthesist 15, 194 (1966).

Nagatsu, T., Levitt, M., Udenfriend, S.: Tyrosin hydroxylase. The initial step in norepinephrine biosynthesis. J. biol. Chem. 239, 2910 (1964).

Naito, H., Gillies, C. N.: Anesthetics and response of atria to sympathetic nerve stimulation. Anesthesiology 29, 259 (1968).

Neff, N. H., Ngai, S. H., Wang, C. T., Costa, E.: Calculation of the rate of catecholamine synthesis from the rate of conversion of tyrosine – $^{14}$C to catecholamines. Effect of adrenal demedullation on synthesis rates. Mol. Pharmacol. 5, 90 (1969).

Ngai, S. H., Diaz, P. M., Ozer, S.: The uptake and release of norepinephrine: Effects of cyclopropane and halothane. Anesthesiology 31, 45 (1969a).

— Neff, N. H., Costa, E.: The effects of cyclopropane and halothane on the biosynthesis of norepinephrine in vivo. Conversion of $^{14}$C-tyrosine to catecholamines. Anesthesiology 31, 53 (1969b).

Palm, D., Grobecker, H., Bak, I. J.: Membrane effects of catecholamine releasing drugs. In: Schümann, H. J., Kroneberg, G. (Eds.): Bayer Symposium II: New aspects of storage and release mechanism of catecholamines, S. 188. Berlin-Heidelberg-New York: Springer 1970.

PAPPER, E. M., BRADLEY, S. E.: Hemodynamic effects of intravenous morphin and pentothal sodium. J. Pharmacol. exp. Ther. **74**, 319 (1942).

PHILIPPU, A., SCHÜMANN, H. J.: Der Einfluß von Guanethidin und Brethylium auf die Freisetzung von Brenzcatechinaminen. Naunyn-Schmiedeberg's Arch. exp. Path. Pharmak. **243**, 26 (1962).

PODLESCH, I., ZINDLER, M.: Klinische Erfahrungen mit Propanidid. In: Horatz, K., Frey, R., Zindler, M. (Hrsg.): Die intravenöse Kurznarkose mit dem neuen Phenoxyessigsäurederivat Propanidid (Epontol), S. 160. Berlin-Heidelberg-New York: Springer 1965.

POISNER, A. M., TRIFARO, J. M., DOUGLAS, W. W.: The fate of the chromaffin granule during catecholamine release from the adrenal medulla. II. Loss of protein and retention of lipid in subcellular fractions. Biochem. Pharmacol. **16**, 2101 (1967).

POLLOCK, P., HARMEL, M. H., CLARK, R. E.: Estimation of cardiac output by the ballistocardiograph during thiopental-nitrous oxide – oxygen anesthesia. Anesthesiology **16**, 970 (1955).

PRICE, H. L.: General anesthesia and circulatory homeostasis. Physiol. Rev. **40**, 187 (1960).

— Significance of catecholamine release during anaesthesia. Brit. J. Anaesth. **38**, 705 (1966).

— PRICE, M. L.: Has halothane a predominant circulatory action? Anesthesiology **27**, 764 (1966).

— LURIE, A. A., JONES, R. E., PRICE, M. L., LINDE, H. W.: Cyolopropane anesthesia. II. Epinephrine and norepinephrine in initiation of ventricular arrhythmias by carbon dioxide inhalation: Anesthesiology **19**, 619 (1958).

— LINDE, H. W., JONES, R. E., BLACK, G. W., PRICE, M. L.: Sympathoadrenal responses to general anesthesia in man and their relation to hemodynamics. Anesthesiology **20**, 563 (1959).

PRICE, M. L., PRICE, H. L.: Effects of general anestetics on contractile aortic strips. Anesthesiology **23**, 16 (1962).

RAAB, W., GIGEE, A. B.: Specific activity of the heart muscle to absorb and store epinephrine and norepinephrine. Circulat. Res. **3**, 553 (1955).

RAVENTOS, J.: The action of halothane – a new volatile anesthetic. Brit. J. Pharmacol. **11**, 394 (1956).

RUBIN, R. P., MIELE, E.: A study of the differential secretion of epinephrine and norepinephrine from the perfused cat adrenal gland. J. Pharmacol. exp. Ther. **164**, 115 (1968).

RUTLEDGE, C. O., SEIFEN, E., ALPER, M. H., FLACKE, W.: Analysis of halothane in gas and blood by gas chromatography. Anesthesiology **24**, 862 (1963).

SATAKÉ, Y.: The amount of epinephrine secreted from the suprarenal glands in dogs in hemorrhage and poisoning with guanidine, peptone, coffeine, urethane, camphor. Tohoku J. exp. Med. **17**, 333 (1931).

SCHAER, H.: Kreislaufwirkungen von nicht depolarisierenden Muskelrelaxantien. Anaesthesiologie und Wiederbelebung **63** (1972).

SCHMOLDT, A., GÖTHERT, M.: Influence of general anesthetics and alcohols on the in vitro synthesis of noradrenaline. Naunyn-Schmiedeberg's Arch. exp. Path. Pharmak., Suppl. to Vol. **270**, R 126 (1971).

SCHNEIDER, F., SMITH, A. D., WINKLER, H.: Secretion from the adrenal medulla: biochemical evidence for exocytosis. Brit. J. Pharmacol. **31**, 94 (1967).

SCHOLTAN, W., LIE, S. Y.: Kolloid-chemische Eigenschaften eines neuen Kurznarkoticums. Arzneimittel-Forsch. **16**, 679 (1966).

Schümann, H. J.: The distribution of adrenaline and noradrenaline in chromaffin granules from chicken. J. Physiol. (Lond.) **137**, 318 (1957).
— Philippu, A.: Untersuchungen zum Mechanismus der Freisetzung von Brenzcatechinaminen durch Tyramin. Naunyn-Schmiedeberg's Arch. exp. Path. Pharmak. **241**, 273 (1961).
— — Release of catecholamines from isolated medullary granules by sympathomimetic amines. Nature (Lond.) **193**, 890 (1962).
Scriabine, A., Booher, K. D., Pereira, J. N., McShane, W. K., Constantine, J. W., Koch, R. C., Miknius, S.: Pharmacological studies with guanisoquin. J. Pharmacol. exp. Ther. **147**, 277 (1965).
Seeman, P. M.: Membrane stabilization by drugs: tranquilizers, steroids and anesthetics. Int. Rev. Neurobiol. **9**, 145 (1966).
— Bialy, H. S.: The surface activity of tranquilizers. Biochem. Pharmacol. **12**, 1181 (1963).
Serck-Hanssen, G.: Chromogranin, a constituent of the chromaffin granule membrane. Acta physiol. scand. **63P**, Suppl. 330 (1969).
Sigaard-Andersen, O.: The pH-log $pCO_2$ blood acid-base nomogram revised. Scand. J. clin. Lab. Invest. **14**, 598 (1962).
— The acid-base status of blood. Williams & Wilkins Co., Baltimore 1964.
— Engel, K.: A new acid-base nomogram. An improved method for the calculation of the relevant blood acid-base data. Scand. J. clin. Lab. Invest. **12**, 177 (1960).
— Engel, K., Jørgensen, K., Astrup, P.: A micro method for determination of pH, carbon dioxide tension, base excess and standard bicarbonate in capillary blood. Scand. J. clin. Lab. Invest. **12**, 172 (1960).
Sjöstrand, F. S., Wetzstein, R.: Elektronenmikroskopische Untersuchungen der phäochromen (chromaffinen) Granula in den Markzellen der Nebenniere. Experientia (Basel) **12**, 196 (1956).
Spriggs, T. L. B.: The effects of anaesthesia induced by urethane or phenobarbitone upon the distribution of peripheral catecholamines in the rat. Brit. J. Pharmacol. **24**, 752 (1965).
Stjärne, L.: Quantal or graded secretion of adrenal medullary hormone and sympathetic neurotransmitter. In: Schümann, H. J., Kroneberg, G. (Eds.): Bayer Symposium II: New aspects of storage and release mechanisms of catecholamines, p. 112. Berlin-Heidelberg-New York: Springer 1970.
Strömblad, B. C. R., Nickerson, M.: Accumulation of epinephrine and norepinephrine by some rat tissues. J. Pharmacol. exp. Ther. **134**, 154 (1961).
Summers, F. W., Adriani, J.: Gas chromatography: An analytical method for anesthesiology research. Anesthesiology **22**, 100 (1961).
Szymonowicz, L.: Die Funktion der Nebenniere. Pflügers Arch. ges. Physiol. **64**, 97 (1896).
Thoenen, H., Tranzer, J. P.: Chemical sympathectomy by selective destruction of adrenergic nerve endings with 6-hydroxydopamine. Naunyn-Schmiedeberg's Arch. exp. Path. Pharmak. **261**, 271 (1968).
Thorp, R. H., Cobbin, L. B.: Cardiac stimulant substances. Academic Press, New York and London 1967.
Tramezzani, J. H., Chiochio, S., Wassermann, G. F.: A technique for light and electron microscopic identification of adrenalin- and noradrenalin-storing cells. J. Histochem. Cytochem. **12**, 890 (1964).
Trendelenburg, U.: Some aspects of the pharmacology of autonomic ganglion cells. Ergebn. Physiol. **59**, 1 (1967).
Udenfriend, S.: Fluorescence assay in biology and medicine. New York-London: Academic Press 1962.

VIVEROS, O. H., ARQUEROS, L., KIRSHNER, N.: Release of catecholamines and dopamine oxydase from the adrenal medulla. Life Sci. **7**, 609 (1968).
— — — Quantal secretion from adrenal medulla: All or none release of storage versicle content. Science **165**, 911 (1969a).
— — — Mechanism of secretion from the adrenal medulla. V: Retention of storage vesicle membranes following release of adrenaline. Molec. Pharmacol. **5**, 342 (1969b).
VOGT, M.: The secretion of the denervated adrenal medulla of the cat. Brit. J. Pharmacol. **7**, 325 (1952).
WATTS, D. T.: Epinephrine in the circulating blood during ether anesthesia. J. Pharmacol. exp. Ther. **114**, 203 (1955).
VON WERDER, K., STEVENS, W. C., CROMWELL, T. H., EGER, E. I., II, HANE, S., FORSHAM, P. H.: Adrenal function during long-term anesthesia in man. Proc. Soc. exp. Biol. Med. **135**, 854 (1970).
WHITBY, L. G., HERTTING, G., AXELROD, J.: Effect of cocaine on the disposition of noradrenaline labeled with tritium. Nature (Lond.) **187**, 604 (1960).
— AXELROD, J., WEIL-MALHERBE, H.: The fate of $H^3$-norepinephrine in animals. J. Pharmacol. exp. Ther. **132**, 193 (1961).
WETZSTEIN, R.: Elektronenmikroskopische Untersuchungen am Nebennierenmark von Maus, Meerschweinchen und Katze. Z. Zellforsch. **46**, 517 (1957).
WINKLER, H., SCHÖPF, J. A. L., HÖRTNAGEL, H., HÖRTNAGL, HEIDE: Subcellular distribution of newly synthesized catecholamines, ATP and chromogranins in bovine adrenal medulla. Acta pharmacol. (Kbh.) **29**, Suppl. 4, 64 (1971).
WIRTH, W., HOFFMEISTER, F.: Pharmakologische Untersuchungen mit Propanidid. In: Horatz, K., Frey, R., Zindler, M. (Hrsg).: Die intravenöse Kurznarkose mit dem neuen Phenoxyessigsäurederivat Propanidid (Epontol), S. 17. Berlin-Heidelberg-New York: Springer 1965.
WOOD, J. G.: The relationship of nucleotidase activity to catecholamine storage sites in adrenomedullary tissue. Amer. J. Anat. **121**, 671 (1967).
YAMAMURA, H., WAKASUGI, B., SATO, S., TAKEBE, Y.: Gaschromatographic analysis of inhalation anesthetics in whole blood by an equilibration method. Anesthesiology **27**, 311 (1966).
YOKATA, T., HITOMI, Y., OHTA, K., KOSAKA, F.: Direct injection method for gaschromatographic measurement of inhalation anesthetics in whole blood and tissues. Anesthesiology **28**, 1064 (1967).

# Anaesthesiology and Resuscitation · Anaesthesiologie und Wiederbelebung
## Anesthésiologie et Réanimation